# アナフィラキシーショック
## 最善の予防・診断・治療
~すべての医療者・教職員に向けて~

光畑 裕正

順天堂大学教授

克誠堂出版

# 序文

　アナフィラキシーの発症頻度が少ないため，すべての医療関係者がアナフィラキシーまたアナフィラキシーショックについて習熟しているわけでないが，アナフィラキシーは急性疾患であるために，迅速に診断し，早期に治療を開始すれば救命しうる疾患である。時には数分以内に心停止に至るような激烈な経過をたどるものもあるが，このような重篤症例でも的確な診断・治療で救命することも不可能ではない。近年，アナフィラキシーショックを的確に診断し治療するために World Allergy Organization をはじめとし，欧米各国や日本アレルギー学会などがガイドラインを作成している。薬物を使用するすべての医療関係者には，アナフィラキシーやアナフィラキシーショックに遭遇することがあるので，アナフィラキシーに対する知識を整理し，一人でも多くの患者を救えるように祈っている。また，救急外来では，食物や昆虫刺傷などによるアナフィラキシーショックで搬送される患者を的確に救命するためにも，アナフィラキシーの診断・治療を含めた全体像を把握することは必要である。

　また，病院外での食物や昆虫刺傷などによるアナフィラキシーはここ10年来，各国の報告でも増加傾向にあり，日本も例外ではない。特に，乳幼児や小児・学童児での食物によるアナフィラキシーは，アドレナリン自己注射器を使用することで救命率を高めることができる。しかし，医療の現場でも学校教育の現場でも，まだ的確にアドレナリンの投与が行われているとはいい難い現状がある。食物アレルギーの頻度が比較的高い学童児が長時間過ごす学校では，アナフィラキシーが発症したときの対策としてエピペン®使用は重要な位置を占めている。アドレナリン自己注射に関する文献的検討では，現実的に学校での教師のアナフィラキシーやエピペン®使用に関する知識は十分に行きわたっていないと考えられる。養護教諭を主とした学校職員を対象とした研修会でのアドレナリン自己注射薬使用に関する意識調査では，42％の教職員がアドレナリン自己注射薬の投与に不安があると回答し，その理由として"注射のタイミングが難しい""練習の機会の不足""養護教諭以外の教職員への周知が困難"などが挙がっている。アナフィラキシーの既往歴のある小児・児童とともに長時間過ごす教育関係者にも，アドレナリン自己注射器（エピペン®）の使用について役立つように詳しく

記載している。

　医療従事者や教育関係者がアナフィラキシーまたはアナフィラキシーショックについての知識を整理しやすいように，アナフィラキシーの概説，診断，治療について記載し，特に教育関係者に自信を持ってアドレナリン自己注射器を使用できるようにと，独立した章も設けている。

　アナフィラキシーやアナフィラキシーショックの患者が一人でも多く救命されるように，本書を参考にしてくだされば，著者としても望外の喜びである。

　　　2016 年 4 月吉日

　　　　　　　　　　　　　　　　　　　　　　　　　　　　　　　光畑　裕正

# 目次

## 第1章 アナフィラキシーの概説

- Ⓐ アナフィラキシーとは？………1
- Ⓑ アナフィラキシーの用語………2
- Ⓒ アナフィラキシーの頻度………2
- Ⓓ アナフィラキシーを惹起する抗原………5
  - 食物によるアナフィラキシー／5
  - 食物依存性運動誘発アナフィラキシー／8
  - ラテックスによるアレルギー／9
  - 薬物によるアナフィラキシー／18
  - 抗がん薬によるアナフィラキシー／23
  - 周術期のアナフィラキシー／25
  - 造影剤によるアナフィラキシー／30
  - アルコールによる過敏性反応／35
  - 精液によるアナフィラキシー／37
  - 特発性アナフィラキシー（idiopathic anaphylaxis：IA）／38
  - 昆虫刺傷によるアナフィラキシー／38
- ● 文献………40

## アナフィラキシーの症状・所見および臨床診断と病態生理

- Ⓐ アナフィラキシーの臨床症状・所見………49
- Ⓑ アナフィラキシー時の病態生理………57
- Ⓒ アナフィラキシーの診断基準………61
- Ⓓ 二相性アナフィラキシー………68
- Ⓔ アナフィラキシー時に生成・放出される化学伝達物質………70
- Ⓕ アナフィラキシーのリスクファクター………76
- Ⓖ 麻酔中のアナフィラキシー………77
- Ⓗ 薬物によるアナフィラキシーの既往歴の訴えの患者の対処………79
- ● 文献………79

アナフィラキシーの治療

- Ⓐ アナフィラキシーの治療原則………83
- Ⓑ 皮膚症状に対する治療………91
- Ⓒ 第一選択薬………92
    - アドレナリン／92
    - 補　液／96
    - 酸　素／97
- Ⓓ 第二選択薬（抗ヒスタミン薬，ステロイド）………98
    - グルココルチコイド／98
    - 抗ヒスタミン薬／99
- Ⓔ カテコラミン抵抗性血圧低下に対する治療………100
    - グルカゴン／100
    - バソプレシン／101
    - メチレンブルー／103
- Ⓕ アレルギー性急性冠症候群（Kounis syndrome）に対する治療………104
- Ⓖ 妊娠後期のアナフィラキシーに対する治療………105
- Ⓗ ２歳以下の乳児のアナフィラキシーに対する治療………106
- Ⓘ 麻酔中のアナフィラキシーに対する治療………109
- Ⓙ 予防法………109
- ● 文献………111

# 第4章　アナフィラキシーの確定診断

はじめに………117
- Ⓐ アナフィラキシー発症早期の検査………118
- Ⓑ βトリプターゼ………119
- Ⓒ アナフィラキシーの原因物質の確定診断—*in vivo* の検査—………125
    - 抗生物質による皮内試験について／126
- Ⓓ アナフィラキシーの原因物質の確定診断—*in vitro* の検査—………131
    - 好塩基球活性化試験／131
    - 白血球ヒスタミン遊離試験／132
- ● 文献………132

# 第5章 病院外でのアナフィラキシーに対する治療 —アドレナリン自己注射器の使用に関して—

- はじめに………135
- Ⓐ エピペン®とは………138
- Ⓑ エピペン®の処方適用………138
- Ⓒ エピペン®の使用法………140
- Ⓓ 病院外でのアドレナリン注射の時期………142
- Ⓔ エピペン®の使用状況………143
- Ⓕ 教育機関でのエピペン®について………147
- ● 文献………153

# 第6章 付　録

- Ⓐ 薬物性過敏症症候群………155
- ● 文献………162
- Ⓑ アナフィラキシーのガイドライン………163
- Ⓒ アナフィラキシーに関する最高裁判決………168

索　引……………………………………………………………………177

# 第1章 アナフィラキシーの概説

## A アナフィラキシーとは?

定義
ガイドライン

　アナフィラキシーとは"アレルゲン等の侵入により，複数臓器に全身性にアレルギー症状が惹起され，生命に危機を与えうる過敏反応"をいい，"アナフィラキシーに血圧低下や意識障害を伴う場合をアナフィラキシーショック"と日本アレルギー学会は定義している[1]。アナフィラキシーの欧米での定義は，World Allergy Organization（WAO）ガイドラインは"Anaphylaxis is a serious allergic reaction that is rapid in onset and may cause death（アナフィラキシーは急速に発症し死に至ることもある重篤なアレルギー反応）"[2)〜4)]，American Academy of Allergy, Asthma & Immunology/American College of Allergy, Asthma & Immunology（AAAAI/ACAAI）ガイドラインでは"an acute life-threatening systemic reaction with varied mechanisms, clinical presentations, and severity that results from the sudden release of mediators from mast cells and basophils（肥満細胞と好塩基球から突然放出される化学伝達物質により，さまざまな機序と臨床像，重篤度を伴う急性の生命を脅かす全身反応）"[5)]，European Academy of Allergy and Clinical Immunology（EAACI）ガイドラインでは"a severe life-threatening generalized or systemic hypersensitivity reaction（急性の生命を脅かす全身性の過敏反応）"[6)]と定義されている。

　食物では，日本では鶏卵，乳製品，小麦，そば，ピーナッツが多く，

昆虫では蜂によるものが多く、アシナガバチ、スズメバチ、ミツバチの順に多いとされている[1]。薬物では多くの薬物で報告があり、特に抗菌薬、消炎鎮痛薬、造影剤、筋弛緩薬などが多い。一度アナフィラキシーが発症すれば、急激にかつ短時間の内に循環虚脱、気管支痙攣が進行することもあり、初期治療が遅れれば、致死的な転帰を取ることがある。アナフィラキシーショックが発症すれば、心肺蘇生に準じた積極的な治療が必要である。

## B アナフィラキシーの用語

用語統一

アナフィラキシーの用語を統一し、治療、研究、教育、臨床免疫学に使用することがEAACIにより提唱されている[7]。アナフィラキシーを

免疫学的アナフィラキシー

免疫学的アナフィラキシーと非免疫学的アナフィラキシーに分類し、免疫学的アナフィラキシー（immunologic anaphylaxis）にはIgE介在性アナフィラキシー、または非IgE（IgG介在性、免疫複合体補体介在性）アナフィラキシーが含まれる。免疫学的機序を介さない非特異的な反応

非免疫学的アナフィラキシー

を非免疫学的アナフィラキシー（non-immunologic anaphylaxis）とし、従来の用語であるアナフィラキシー様反応（anaphylactoid reaction）は使用しない。発症機序が明らかになるまで、すべての反応をアナフィラキシーとして扱う。

## C アナフィラキシーの頻度

発症頻度

アナフィラキシーの頻度は、抗原物質や国の違いにより明確な統計はないが、過去5年間の発表論文からの推定では50〜120/100,000人・年であり、その頻度は0.3%から5.1%である[8]。ヨーロッパでのシステマ

アナフィラキシーの概説 第1章

**日本での発症頻度**

ティックレビューによるすべての原因物質による発生頻度は 1.5～7.9/100,000 人・年であり人口比に換算すれば 0.3％（95％信頼区間 0.1～0.5）と推定される[9]。日本における成人での発症頻度の統計は見当たらないが，児童生徒でのアナフィラキシー既往歴では小学生 0.6％，中学生 0.4％，高校生 0.3％である[1]。米国の統計では成人の 1.6％から 5.1％である[10]。年齢によりその頻度は異なり，0～4 歳では食物アレルギーの頻度が多く 3 倍以上の頻度であり，薬物・昆虫毒によるアナフィラキシーは年齢が高いほうが多い。

致死的なアナフィラキシーはまれであり，100,000 人・年で 0.12～1.06 死亡である[11]。米国でのアナフィラキシー死亡率は，入院患者で 0.25％，救急外来受診患者で 0.33％である[12]。ヨーロッパでの推定死亡率は 0.0001％以下である[9]。死亡率は 0.62～0.76/100,000 人（年 186～225 人の死亡）である[4]。思春期の子どもは重篤から致死的なアナフィラキシーの危険性が高い[4]。

日本をはじめ欧米各国でのアナフィラキシーの発症頻度は以前に比べ増加している[12)13)]。オーストラリアでは血管性浮腫 3.0％/年，蕁麻疹 5.7％/年，アナフィラキシー 8.3％/年（食物抗原 8.5％）の増加が見られ，その全体的な頻度は 3.7/100,000（1993～4 年）から 10.8/100,000（2004～5 年）と増加している[14]。米国では，18 歳以下の小児での頻度は 2000 年から 2009 年では倍になっている[15]。

**周術期の頻度**

周術期のアナフィラキシーの頻度に関しては，フランスでは IgE 介在性アナフィラキシーは 1,000,000 人に 100.6 人，男女別で女性は 154.9 人，男性は 55.4 人であり，20 歳以上ではすべての年齢において女性の頻度が高い（図 1-a）[16]。特に筋弛緩薬による IgE アナフィラキシーの頻度は，女性では最大 250.9/1,000,000，男性では 105.5/1,000,000 と約 2.5 倍の頻度である。オーストラリアの 2000 年から 2009 年では 1/10,000～20,000 の頻度で死亡率は 0～1.4％[17]，スペインでは 1/10,000[18] の頻度である。米国での 2006～2009 年の国内データベースを使用した人口疫学統計では，アナフィラキシーの死亡率は 0.63～0.76/1,000,000 人（186～225 人/年間の死亡数）である[12]。

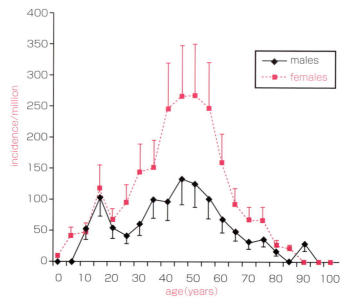

**図 1-a　IgE 介在性アナフィラキシーの年齢分布と男女比**

(Mertes PM, Alla F, Trechot P, et al. Anaphylaxis during anesthesia in France: an 8-year national survey. J Allergy Clin Immunol 2011; 128: 366-73 より引用)

麻酔中の頻度　　日本での麻酔中の頻度は 0.01％（1：10,000）で，死亡率は 4.76％である[19]。日本麻酔科学会の「麻酔関連偶発症例調査 2001 年および 2002 年」の統計では 2001 年の年間麻酔管理症例数 1,284,957 件中アナフィラキシー 34 症例（心停止 1 症例，高度血圧低下 33 症例）であり，頻度は約 40,000：1 である。国により違いはあるが，麻酔中のアナフィラキシーによる死亡率は 3〜9％である[20]。また 1999〜2002 年の麻酔管理症例数 3,855,384 件中アナフィラキシーによる心停止は 11 症例，死亡は 2 症例（死亡率：約 1/1,900,000）である。

# D アナフィラキシーを惹起する抗原

**抗原物質**

アナフィラキシーを起こす抗原は多くのものがあり，主なものとしては食物，昆虫，医薬品，ラテックスなどである。ヨーロッパでのシステマティックレビューによる原因物質の主なものは，食物，薬物，昆虫刺傷，ラテックスである[9]。すべての原因物質中で食物と昆虫は病院外で発症することが多く，それらに対するIgE抗体がある患者では十分に注意する必要がある。食物や昆虫によるアナフィラキシーの既往歴がある患者では，IgE抗体の存在の可能性があると考えるべきである。一方，医薬品やラテックスでのアナフィラキシーの既往歴がある患者もしくは特異IgE抗体のある患者では，その抗原薬物（物質）の使用は禁忌である。アナフィラキシーの既往歴のある患者では，抗原物質の認識は再度のアナフィラキシーを発症させないため必須である。アナフィラキシーの予防は，徹底した抗原の曝露の排除であることを銘記すべきである。

**抗原薬物**

## 食物によるアナフィラキシー

**食物アレルギー**

厚生労働科学研究班作成の「食物アレルギー診療ガイドライン2012」（厚生労働科学研究班：http://www.jaanet.org/medical/guideline/food.html）では，食物アレルギーを"食物によって引き起こされる抗原特異的な免疫学的機序を介して生体にとって不利益な症状が惹起される現象"と定義している。小児の食物アレルギーの日本のガイドラインは日本アレルギー学会と日本小児アレルギー学会が合同で作成した食物アレルギーのガイドラインがある[21]。日本アレルギー学会／日本小児アレルギー学会では，食物アレルギーは"食物に暴露されたのちに抗原特異的な免疫反応による有害反応が惹起される現象（a phenomenon in which adverse reactions are caused through antigen-specific immunological mechanisms after exposure to given food）"と定義している[21]。

**有病率**

日本での食物アレルギー有病率調査は諸家の報告より，乳児が約

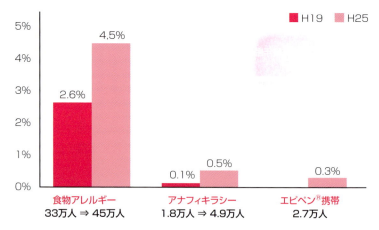

**図 1-b　学童の食物アレルギー・アナフィラキシー有疾率の増加**
平成 19 年（12,773,554 人）および平成 25 年（10,153,188 人）調査
(柴田瑠美子．食物アナフィラキシーの現状と対応．職業・環境アレルギー誌 2015; 22: 33-40 より引用)

10%，3 歳児が約 5%，保育所児が 5.1%，学童以降が 1.3 ～ 2.6% 程度であり，全年齢を通して推定 1 ～ 2% 程度の有病率である（「食物アレルギーの診療の手引き 2011」）。日本での食物アレルギーは平成 19 年に比較して平成 25 年では増加している（図 1-b）[22]。食物アナフィラキシーの頻度は，34 研究のメタ分析ではすべての年齢層で 0.14％/100 人・年，0 ～ 4 歳では 7%/100 人・年であり[4]，乳幼児が圧倒的に多い。病院外でのアナフィラキシーは食物によるものがもっとも多い。外来受診するアナフィラキシーの内，致死的なアナフィラキシーの 30％は食物によるアナフィラキシーである[5]。

　食物アレルギーは 4 つに分類でき，1) 新生児と乳幼児における消化管アレルギー，2) 食物アレルギーに伴う乳幼児のアトピー性皮膚炎，3) アナフィラキシー，4) 食物依存性運動誘発アナフィラキシーと口腔アレルギー症候群（即時型食物アレルギーの特殊型）である（「食物アレルギーの診療の手引き 2011」）。食物アナフィラキシーは，食物摂取後 2 時間以内にアレルギー反応を起こすものを称している（表1）。食物では，鶏卵，牛乳，小麦，甲殻類，そば，ピーナッツ，ナッツ類，ゴマ，大豆，魚，果物，アニサキスなどがある。日本では鶏卵，乳製品，

食物アナフィラキシー
頻度

アナフィラキシーの概説 第1章

### 表1 食物アレルギーの臨床分類

| | 臨床型 | 発症年齢 | 頻度の高い食物 | 耐性獲得（寛解） | アナフィラキシーショックの可能性 | 食物アレルギーの機序 |
|---|---|---|---|---|---|---|
| | 新生児・乳児消化管アレルギー | 新生児期・乳児期 | 牛乳（育児用粉乳） | 多くは寛解 | (±) | 主に非IgE依存性 |
| | 食物アレルギーの関与する乳児アトピー性皮膚炎* | 乳児期 | 鶏卵，牛乳，小麦，大豆など | 多くは寛解 | (+) | 主にIgE依存性 |
| | 即時型症状（蕁麻疹，アナフィラキシーなど） | 乳児期〜成人期 | 乳児〜幼児：鶏卵，牛乳，小麦，そば，魚類，ピーナッツなど<br><br>学童〜成人：甲殻類，魚類，小麦，果物類，そば，ピーナッツなど，鶏卵，牛乳 | 鶏卵，小麦，大豆などは寛解しやすいそのほかは寛解しにくい | (++) | IgE依存性 |
| 特殊型 | 食物依存性運動誘発アナフィラキシー（FEIAn/FDEIA） | 学童期〜成人期 | 小麦，エビ，カニなど | 寛解しにくい | (+++) | IgE依存性 |
| | 口腔アレルギー症候群（OAS） | 幼児期〜成人期 | 果物・野菜など | 寛解しにくい | (±) | IgE依存性 |

\*：慢性の下痢などの消化器症状，低タンパク血症を合併する症例もある。すべての乳児アトピー性皮膚炎に食物が関与しているわけではない[1]。
〔厚生労働科学研究班：食物アレルギーの手引き 2011．(http://www.allergy.go.jp/allergy/guideline/05/05_2011.pdf#search='http%3A%2F%2Fwww.allergy.go.jp%2Fallergy%2Fguideline%2F05%2F05_2011.pdf') より引用〕

【用語解説】
- 新生児・乳児消化管アレルギー：主に非IgE依存性（細胞依存性）の機序により新生児・乳児に嘔吐や血便，下痢などの消化器症状を引き起こす。
- 即時型症状：原因食物摂取後，通常2時間以内に出現するアレルギー反応による症状を示すことが多い。
- 食物依存性運動誘発アナフィラキシー（FEIAn/FDEIA）：原因食物を摂取後，運動を行ったときにアナフィラキシーを起こす疾患。
- 口腔アレルギー症候群（OAS）：口唇・口腔粘膜における果物・野菜によるIgE抗体を介した接触蕁麻疹で，摂取後5分以内に症状を認めることが多い。花粉症に合併することが多く，カバノキ科ハンノキ属（ハンノキ）・カバノキ属（シラカバ）はバラ科果物（リンゴ，モモ，サクランボなど），イネ科とブタクサはウリ科果物（メロン，スイカなど），ヨモギはセリ科野菜（セロリ，ニンジンなど）と交差反応しやすい（pollen-associated food allergy syndrome）。なお，ラテックスアレルギーでは，アボカド，クリ，バナナなどと交差反応して，アナフィラキシーを誘発する場合がある（latex-fruit syndrome）。
- 耐性獲得（寛解）：成長に伴う消化管機能と免疫学的機能の成熟により，食物アレルギー症状を呈さなくなること。

原因食物　小麦，甲殻類，そば，ピーナッツが主な原因食物であり，鶏卵，牛乳，小麦で約60％を占めている。1歳未満の乳児の食物アレルギーの原因では，この3種類の食物が約90％を占めている。

喘息　皮膚所見と呼吸器症状が主な症状であり，思春期の子どもと若年層に多く見られ，食物アレルギーでは喘息の既往歴のあることが多い。死亡症例では迅速なアドレナリン投与が行われなかったものが多い。重篤な食物アレルギーの危険因子は喘息である。アナフィラキシーショックは食物アレルギーの10.9％に見られる。日本での食物アレルギーの発症頻度は，乳幼児で5～10％，幼児で5％，学童期の小児で1.5～3％である[21]。成人の食物アレルギーの日本での統計は見当たらない。

## 食物依存性運動誘発アナフィラキシー

運動負荷　食物依存性運動誘発アナフィラキシーは，ある特定の食物を摂取し，その後，運動負荷によりアナフィラキシーが誘発される。食物摂取単独や運動負荷単独では症状が誘発されない。原因は小麦と甲殻類がその大部分を占め，約59％にショックを認める[23]。食物の摂取，非ステロイド性抗炎症薬（nonsteroidal anti-inflammatory drugs：NSAIDs）の服用，高度の大気汚染などが引き金となる。症状は，極度の倦怠感，体温上昇，潮紅，瘙痒，蕁麻疹，同時に血管性浮腫の進行，喘鳴，上気道閉塞，虚脱である。運動を継続することで症状の悪化が見られるので，患

運動の中止　者には初発症状が発現したら，すぐに運動を中止するよう指示する。
アドレナリン自己注射器　アドレナリン自己注射器（エピペン®）の処方が必須であり，症状の発現が見られたら，ただちにアドレナリンを投与する。多くの患者で効果的な予防薬はないが，わずかな症例では毎日の$H_1$遮断薬の服用効果が認められている。比較的予後は良好である[5]。

## ラテックスによるアレルギー

*ラテックスアレルギー*

　天然ゴムラテックスにより即時型反応とⅣ型過敏性反応が惹起される。ラテックスアレルギーは患者管理と医療従事者の職業アレルギーの2つの側面があり，ラテックスによるIgE介在性アナフィラキシーは患者と医療従事者の両者が報告されている。Ⅳ型過敏性反応は，いわゆるT細胞介在性接触性皮膚炎であり，アレルギー性接触性皮膚炎，遅延型過敏症ともいわれ，刺激性接触性皮膚炎と異なり免疫系反応が直接的に関与している。手袋に対する免疫学的反応の内，84％はⅣ型反応である[24]。

*アレルギー性接触性皮膚炎*

この反応は通常，ラテックスタンパク質自身より，むしろ製造過程で添加される化学物質，特に反応促進薬による。皮膚所見は"ウルシかぶれ"に類似している。ウルシかぶれのように通常，皮膚の発疹は最初の接触から6～72時間後に生じ，軽度な皮膚炎から滲出液を伴った皮膚の水泡へと進行する。Ⅳ型反応の患者のすべてが，Ⅰ型反応になるわけではないことを認識しておくことは重要である。しかし，Ⅰ型反応の患者の79％にⅣ型反応の既往があることは特記すべきことである[25]。Ⅰ型即時型過敏症は，IgE介在性アナフィラキシーである。通常，抗原との接触後数分以内に発現する。症状としては，軽度のもの（皮膚の発赤，水泡形成，瘙痒）から，より重症なもの（咳，嗄声，胸部絞扼感，鼻水，瘙痒，目の腫脹），生命の危機が生じるようなもの（気管支痙攣とアナフィラキシーショック）まで，すべてのものが発現する（表2）。

### ラテックスアレルギーの診断（図2）

*検査・試験*

　注意深い既往歴の聴取と理学的検査，血清学的検査，チャレンジ試験とプリックテストが勧められている。IgE介在性アナフィラキシーは，既往歴，*in vitro* と *in vivo* 試験で診断する。ラテックス特異免疫IgEの検査は，放射性アレルゲン吸着試験（radioallergosorbent test：RAST），または酵素アレルゲン吸着試験（enzymeallergosorbent test：EAST）で行う。市販されている分析試験は，Ala-STAT®，Immunolite®，

**表2 ラテックス製手袋に対する反応およびその対処**

| 反応 | 所見・症状 | 原因 | 対処 |
|---|---|---|---|
| 刺激性接触性皮膚炎 | 皮膚のびらん,乾燥,ひび割れ | 手袋,パウダー,石鹸の皮膚への直接刺激 | 反応の確認,刺激物の回避,手袋ライナーの使用,製品の変更 |
| IV型遅延型過敏症（アレルギー性接触性皮膚炎,遅延型過敏症） | 瘙痒,水泡形成,皮膚の肥厚（6～72時間後） | 製造過程で使用した添加化学物質（硬化促進剤など） | 原因の化学物質の認識,原因添加化学物質のないほかの製品の使用,手袋ライナーの使用 |
| I型即時型過敏症 | | ラテックスに含まれるタンパク質 | 反応の認識,ラテックスを含む製品からの回避,同僚の非ラテックス,非パウダー,低タンパク質量手袋の使用 |
| A. 局所接触性蕁麻疹 | 瘙痒,ラテックスが接触した皮膚に即時に蕁麻疹様水泡が形成 | | 抗ヒスタミン薬,ステロイドの局所または全身投与 |
| B. 全身反応 | 鼻水,眼瞼腫脹,全身紅潮または蕁麻疹,喘息様気管支痙攣,アナフィラキシー | | アナフィラキシーショックの治療 |

〔光畑裕正（訳）．ラテックスアレルギー：麻酔科医のための指針．東京：霞企画；1999より引用〕

Pharmacia Coated Allergen Particle試験（CAP®）とHY-TEC®がある。感度はCAP®（Phadia）またはAlaSTAT®（Diagnostics Products Corporation）が良く，それぞれ感度は97％，100％，特異度は83％，33％である[26]。フローサイトメトリーによる検査はラテックスアレルギーでも有用であり，感度は93％以上，特異度は91.7％である。

**プリックテスト**　プリックテストの診断的価値は高いが，皮内反応は勧められない。日本ではラテックスの標準化抽出物は市販されてないので，抗原と考えられるラテックス製品から自分で作製しなければならない。欧米では標準化抽出物が市販されており，感度は93％，特異度は100％である[26]。手袋装着使用試験での装着時間は5分から2時間と意見の統一を見ていないが，一般的にはアレルギーを起こしたと考えられる手袋の指先を切っ

# 第1章 アナフィラキシーの概説

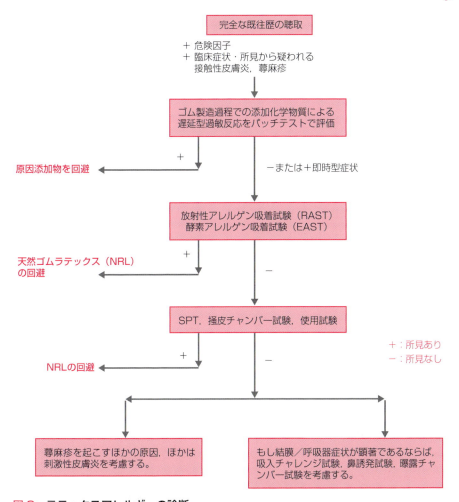

**図2 ラテックスアレルギーの診断**
〔光畑裕正（訳）．ラテックスアレルギー：麻酔科医のための指針．東京：霞企画：1999 より引用〕

て，1本の指に装着してアレルギーの有無を確かめる。もし陰性であれば手袋全体を装着する。陰性対照としてビニールやニトリル手袋を非試験側の手に装着する。装着後発疹，瘙痒，水疱や呼吸器症状が起これば陽性であるが，偽陽性や偽陰性のこともあるので慎重な判断が必要である。

## リスクグループ（表3）

● **頻回手術の既往歴のある患者**

先天的泌尿器生殖器異常および脊髄髄膜瘤のため泌尿器生殖器異常を伴う患者が含まれる。脊髄二分症患者を対象とし既往歴，放射性アレルゲン吸着試験（RAST）およびプリックテストを用いての研究では，すべての患者がアレルギー症状を発現しているわけではないが，Ⅰ型ラテックスアレルギーの頻度が高い[27)28)]。この群での臨床的なラテックス過敏症発現の2つの大きな危険因子は，頻回なラテックス曝露とアトピーの既往歴である[29)]。脊椎二分症や尿生殖奇形などを持っていない小児でも手術回数が増加すればラテックスアレルギーの危険性が増加し，平均手術回数が7.7（7.7 ± 4.3）でラテックスの感作は55％増加しているため，手術が7回以上であればラテックスアレルギー発症に注意する必要がある。脊椎二分症などの疾病そのものより手術回数が感作に関連しており，頻回手術のためラテックスに感作さる[30)]。

> 脊髄二分症患者
> Ⅰ型ラテックスアレルギー

● **医療従事者**

現在の医療環境では非常に多くのラテックス製品が使用されており，常にラテックスに曝されている状態である。ある物質により感作され，アレルギー反応を起こすためには，その抗原物質に曝露される頻度・期間が長くなればなるほど感作の危険性が高くなる。医療従事者は患者を扱うときは手袋を含めたラテックス製品に関して十分な注意が必要である。職業的にラテックスに触れない環境の労働者と医療従事者でのラテックスアレルギーの頻度を比較した報告では，掻皮検査によればラテックス感作の頻度は明らかに有意に医療従事者が高い。特にアトピーがある医療従事者では，ラテックスに感作されている頻度が高く[31)]，アトピーはラテックスアレルギーの危険因子の一つである。医療従事者では，アトピーとともに湿疹または手の皮膚炎，医療用手袋の頻回使用がラテックスアレルギーを発症させる重要な危険因子である[32)]。

> ラテックスアレルギー頻度
> アトピー

● **ゴム産業労働者のように仕事上で曝露を受けている人**

この群を対象とした研究は広く行われていないが，ラテックスアレルギーの頻度は医療従事者と同様であると考えられる。

### 表3 ラテックスアレルギーを起こしやすいハイリスクグループ

- 脊髄二分症や先天的泌尿器生殖器系奇形のある患者のように，頻回手術の既往歴のある患者（脊髄二分症の患者ではラテックスアレルギーの頻度は30〜70％である）．
- 仕事上で曝露される医療従事者（ラテックスアレルギーの頻度が高い現状では，ラテックスアレルギーは医療従事者における職業関連疾患の中で大きな問題であり，FDAに報告されているラテックスによる異常反応の約70％が医療従事者のものである）．
- 美容師，ラテックス製品製造者など，仕事上でラテックス手袋を常時使用している職業に従事している人．
- 枯草熱，アレルギー性鼻炎，喘息，湿疹（アトピー）の既往歴のある人．
- アボカド，キウイ，バナナのような熱帯の果物，クリ，石果（プラム，サクランボ，モモなど）による食物アレルギーの既往歴がある人（ラテックス・フルーツ症候群）．

● **枯草熱，アレルギー性鼻炎，喘息または湿疹（アトピー）の既往歴のある人**

**危険因子**　アトピーはラテックスアレルギーの危険因子である[31]．皮膚試験を用いて検討したICUでの医療従事者のラテックス感作の頻度は，アトピーでは35％であるが，非アトピーでは3.7％である（$P < 0.001$）[33]．アトピーの医療従事者は，アトピーのない医療従事者に比べ皮膚反応の陽性率は5倍に増加している[34]．

● **ラテックス・フルーツ症候群**

**果物・野菜**　ラテックスアレルギー患者でしばしばアレルギーを起こす食物として，キウイ，バナナ，ジャガイモ，トマト，クリ，パパイヤがあり，皮膚試験や特異IgE免疫分析ではラテックスアレルギー患者でラテックスと交差抗原性を持つが，臨床的なアレルギー発症が少ない食物としてはパッションフルーツ，イチジク，メロン，マンゴー，パイナップル，モモ，ヨウナシ，セロリ，リンゴ，サクランボ，小麦，カブ，ホウレンソウ，ピーマンなどがある．生の果物・野菜を摂取し口腔内粘膜に触れたときにすぐに（即時型アレルギーなので）痒み，ヒリヒリ感，発赤，口唇・舌・口咽頭浮腫，喉咽頭の瘙痒／狭窄感，耳の痒みなどが出現する[35]．局所のIgE介在性肥満細胞の活性化によりこのような症状が出現し，一般的には短時間で消失する．ラテックスと果物・野菜と交差抗原性を示す病態をラテックス・フルーツ症候群という．もしこれらの果

物・野菜にアレルギー症状を示すときには，ラテックスアレルギーの有無の検討時には症状を詳しく具体的に聞く。ラテックスアレルギーであれば，日常生活でラテックス製品の排除が必要である。もし手術を行う可能性があるときには，ラテックス手袋やラテックス製医療機器の使用は避けなければならない。

## ラテックスによる感作

　即時型アレルギー症状の原因は，パラゴムノキの樹液中に存在する複数の水溶性タンパク質が抗原として作用しており，このラテックス含有タンパク質がラテックスによる全身的なアレルギー反応の原因である。ラテックスアレルゲンとして複数のタンパク質の報告がなされており，国際保健機関と免疫学協会の国際連合（World Health Organization and International Union of Immunological Societies：WHO/IUIS）によって承認され命名されたアレルゲンは15種である。これらのタンパク質は，水溶性，澱粉結合性，ラテックス結合性の3つの性質がある。処理ラテックスに存在するタンパク質のうち，アレルゲンの可能性があるものは少なくとも240種類が数えられている。現在まで，抗原として感作を起こす7種類のタンパク質が同定され，クローン化されている。一般的に含有タンパク質量とアレルゲン濃度は，パウダー検査用手袋がもっとも多く，洗浄を追加し塩素処理しているパウダーフリー手袋がもっとも少ない[36]。パウダーフリー手袋では追加洗浄と塩素処置により総タンパク質量が減少している。ラテックスによる感作は，ラテックス抗原が皮膚や粘膜と接触，吸入，摂取，注射，外傷部と接触することにより生じる。医療従事者でのラテックス抗原による感作の頻度がもっとも高い経路は，皮膚との接触と呼吸器系からの吸入であり，もっとも一般的な原因は医療用手袋である。皮膚との接触の場合は，ラテックス抗原が汗に溶けた後に皮膚から吸収され，感作される。特に，湿疹または接触性皮膚炎があるときには，正常な皮膚構築が損壊しているため，感作は高頻度で生じる。呼吸器系からの吸入では，手術用手袋の滑剤として使用されているコーンスターチパウダーに吸着された浮遊ラテックスアレル

## アナフィラキシーの概説 第1章

ゲンを吸入することで感作される[37]。

### ● 滑剤として使用されているパウダーの危険性

**コーンスターチパウダー**

医療用手袋にはコーンスターチパウダーが広く滑剤として使用されている。水様性のラテックスタンパクはコーンスターチパウダーとの結合性がよく，ラテックス吸着コーンスターチパウダーが抗原として作用している。ラテックス抗原吸着コーンスターチパウダーは空気中の浮遊物となり，経皮的や吸入よる感作の機会を増大させる。浮遊ラテックスアレルゲンは容易に吸入され，結膜炎や鼻炎，咳，嗄声，胸部絞扼感，気管支痙攣，喘息の誘発など種々の症状を起こす[37]。病院内の職場における結膜炎，鼻炎，喘息などのラテックスアレルギーに関連した症状の発現と浮遊ラテックスアレルゲン濃度とは直接的な相関関係があり，ラテックスアレルギーの人がアレルギー症状を発現する浮遊ラテックスアレルゲン濃度の域値は 0.6 ng/m$^3$ である[38]。この濃度は通常パウダー付き手袋が使用されている状態での 1/100 〜 1/1,000 である[34)39]。浮遊ラテックスアレルゲン濃度は，通常パウダーラテックス手袋を頻回に着脱する手術室が病院内でもっとも高い[40]。浮遊パウダー／アレルゲン複合体は空気中で 1,000 ng/m$^3$ の密度になることがあり，その粒子は 5 時間まで空気中に浮遊したままで残っている[41]。また，浮遊アレルゲンは，ラテックス製品を使用している人に作用するのみならず，その周りにいる人にも感作の機会を増大させることが示されている[37)42]。

**浮遊ラテックスアレルゲン**

**パウダーフリー手袋**

Heilmanら[40]は，手術室内で 52 日間（33 日の手術日と 19 日の手術のない日），ラテックス浮遊アレルゲンを使用手袋ごとにそれぞれ 1 日 12 時間測定し，パウダーフリー手袋での浮遊アレルゲン（平均 1.1 ng/m$^3$，0.1 〜 3.5 ng/m$^3$）は，パウダー付き手袋（平均 13.7 ng/m$^3$，2.2 〜 56.4 ng/m$^3$）に比べて有意に低く，手術のないときの濃度（平均 0.6 ng/m$^3$，0.1 〜 3.6 ng/m$^3$）とは有意差が見られなかったと報告している。これらの結果より，パウダー付き手袋をパウダーフリー手袋に替えることで周囲のラテックス抗原レベルを 1/10 に減少させることができる[40]。実際，パウダー付き手袋を使用している研究室では，ラテックスレベルが 39 〜 311ng/m$^3$ であるが，パウダーフリー手袋使用している

研究室では検出限界以下（0.02 ng/m³）である⁴³⁾。浮遊抗原量を検出限界以下に減少するための手段として，パウダーフリー手袋の使用は有用である⁴⁴⁾。ラテックスアレルギー患者の処置時には，ラテックス製品を可能なかぎり完全に排除することはもちろんであるが，パウダー付き手袋を使用して行った処置の後に，その処置室をラテックスアレルギー患者の処置に使用することは避けるべきである²⁵⁾。

**パウダー付き手袋**

パウダー付き手袋の危険性の一つとして，救急車内の浮遊ラテックスに関して，パウダー付き手袋を使用して24時間出動していた救急車内の浮遊粒子は4,364 ng/m³である⁴⁵⁾が，パウダーフリー手袋使用の救急車では検出されない。浮遊ラテックス粒子による気管支痙攣発作は199〜1,107 ng/m³の濃度で誘発されるため⁴⁶⁾，もしパウダー付き手袋を使用した救急車にラテックスアレルギー患者を収容すれば，気管支痙攣が誘発される危険性が非常に高い。

パウダー付き手袋のみを使用しているドイツの手術室看護師とパウダーフリー手袋のみを使用している英国の2か所の手術室看護師の抗体頻度を比較し，有意に英国のほうが低い結果から（22.2% vs. 3.1%, 7.7%），パウダー付き手袋の使用がラテックスアレルギーの危険性を増加させると報告されている⁴⁷⁾。ラテックスにより感作されている医療従事者でも，ラテックスを排除した環境では問題なく働くことができるが，そのような環境を作る手段として，職場でのパウダー付き手袋の使用禁止とパウダーフリー手袋への変更は十分に有効な方法である³⁹⁾。職場でのラテックスアレルギーを防ぎ，またラテックスの感作を防ぐためには，ラテックス浮遊抗原からの徹底した回避が唯一の方法である。アトピーの医療従事者は，ラテックス製パウダー付き手袋の使用は避けるべきであり，周囲の人もパウダーフリー手袋を使用し，職場からラテックスを排除する方向で労働環境を整えなければならない。一度感作されると，職業病としての問題のみならず，患者となったときにラテックスアレルギーの危険性が増すことを認識しなければならない。パウダー付き手袋は，ラテックスの感作の頻度を増加させ，またすでに感作されている人ではアレルギー発症の機会を増大させる。現在ラテックスに感作

**アナフィラキシーの概説** 第1章

<small>パウダーフリー手袋</small>

されていない人でも，継続的にラテックス抗原に曝露されていれば，将来的に感作される可能性は高くなる。パウダーフリー手袋を使用することで，ラテックス浮遊抗原を減少させ，その結果，感作の機会を減少させることができることは明白な事実である。ラテックスアレルギーは，就労不能にまで陥らせる可能性のある大きな職業的アレルギーの問題である。この問題を解決するためには，ラテックスとの接触を可能なかぎり少なくする必要がある。そのためには，非ラテックス製手袋もしくはパウダーフリー・低アレルゲン手袋のみを職場で使用すべきである。8介入研究のシステマティックレビューでは，パウダー付き手袋をパウダーフリー・低アレルゲン手袋に変更したところ，ラテックス浮遊アレルゲン，感作，喘息が非常に減少した。欧州ではパウダーフリー・低アレルゲン手袋に変更した後は，I型アナフィラキシーの頻度は1％以下になっている[48]。ラテックス感作の頻度を減少するもっとも効果的な戦略は完全なラテックスの排除である。この戦略は患者にとっても医療従事者にとっても効果的である。2002年から小児外科病院で徹底した排除を行った結果，25,000人の小児手術患者と医療従事者で1症例もアレルギーは報告されていない[49]。

<small>対策</small>

ラテックスアレルギーの対策として欧州では，各国ともパウダー付き手袋の使用を制限または排除しているため，ラテックスアレルギーの頻度が減少している。ドイツでは，パウダーフリーラテックス製手袋または非ラテックス製手袋に変更後にラテックスアレルギー（ラテックス誘導蕁麻疹）は急減している。ベルギー[50]では，パウダーフリー・低アレルゲン手袋に変更したところ医療従事者のラテックス誘導性喘息が急激に減少し，1989年の80.9％から2004年の17.9％へと減少した[51]。最近のドイツとイタリアの研究では，ラテックスアレルギーの教育と低タンパク・パウダーフリー手袋の使用を組み合わせることで医療従事者の感作が確実に減少している。パウダー付き手袋の使用がドイツとイタリアの国内法（1998年施行）により規制された。この国内法によりパウダーラテックスを医療従事者が使用することが禁止された。ドイツの法律では"ラテックス手袋はパウダーフリー・低アレルゲンのものでなけ

ればならない"と明記された。この法律は感作される症例数に明らかに影響しており、またⅠ型アレルギーの報告数が劇的に減少したことに寄与している。同時期にアメリカ皮膚科学会はラテックスアレルギーに関し"すべての医学および歯科の施設はもっぱら低ラテックスアレルゲンのパウダーフリー手袋を使用することが望まれる"との声明を出している[52]。不要な手袋の使用を避け、すべての従事者がパウダーフリー手袋を使用することと、感作されている人は非ラテックス手袋を使用することなどの簡単な方法で新たなラテックスの感作を防ぐことができる。パウダーフリー手袋を使用することで軽度な症状(瘙痒/発赤、手の蕁麻疹)の改善と新たな感作の防御ができる。少なくともラテックスアレルギーの発症頻度の減少、アナフィラキシーの予防の観点からは、医療現場からの徹底したラテックの排除が必要である。病院全体からラテックス製品を排除したlatex-safetyの環境にすることが重要である。欧州ではラテックスアレルギーの頻度は近年減少の傾向にあるが、残念ながら日本ではラテックスアレルギーの報告、特に周術期の報告が散見される。日本でのラテックスアレルギーに対する対策や病院での環境整備が早急に望まれる。著者の病院では14年前から病院全体でlatex-safetyの環境にしているので患者管理の面からも安全であり、医療従事者の職業アレルギーの頻度も増加していない。

## 薬物によるアナフィラキシー

　薬物を投与したときに本来の薬理作用に基づく作用以外の有害反応が起こることがあり、それらを薬物有害反応といいtype Aとtype Bに分類できる[53]。薬物有害反応は、入院患者の6〜15％に認められると推測されている[54]。薬物過敏性反応を、ほかの薬物異常反応との関係での位置づけをしてみることは重要である。

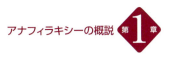

## 薬物による有害反応（adverse drug reaction：ADR）

type A　● 予測できる異常反応（type A）

　正常な患者においても，用量依存性で，薬理学的作用に基づく異常反応がしばしば見られる。

a．過剰投与または毒性（overdosageまたはtoxicity）：体内での薬物の総量に直接的に関連する異常反応であり，閾値を超えて投与されたときにはすべての患者で見られる。

b．副作用（side-effect）：治療を行ううえで望ましくない作用であるが，しばしば通常の処方量で生じる好ましくない薬理学的作用である。

c．合併症（secondary effect）：間接的な作用であるが，避けることのできない薬理学的な作用に引き続き起こる反応である。例えば，抗生物質投与中に起こる偽膜性大腸炎などである。

d．薬物相互作用（drug interreaction）：2種類またはそれ以上の薬物を同時に投与したときに，個々にまたは相互作用として起こる反応であり，期待している効果を増大したり，減弱したりする。その結果，目的としている以外の作用が出現する。

type B　● 予測のできない異常反応（type B）

　通常，用量依存性でなく，かつ薬物の薬理学的作用とは関係なく，感受性のある患者に起こる反応である。

a．非耐性（intolerance）：薬物の正常な作用を示す閾値が低い特定の患者で起こる反応である。アスピリンの通常の処方量，時にはかなり少ない処方量でめまいが生じるような反応が挙げられる。

b．特異体質反応（idiosyncratic reactions）：明らかにされている薬理学的作用の点から，質的に変容した反応が生じる状態で，薬物に曝露された人の少数パーセントに起こる予期せぬ独特の有害作用の分類として使われてきた不正確な用語である。薬物の既知の薬理作用には関係なく，明らかにアレルギーによるものでもまったくない。スルホンアミドによる急性出血，イソニアジドによる末梢神経症，クロラムフェニコールによる再生不良性貧血などがある。特定の遺

伝子欠損のある患者で，特定の薬物が投与されたときに見られる反応であり，例えば，赤血球関連の酵素 glucose-6-phosphate dehydrogenase の欠損がある患者で，溶血性貧血が見られるような反応である。しかし，多くの反応でその基礎になる機序が不明であるときに使用していた用語であるため，学問の進歩により使用されなくなる用語であると思われる。実際，造影剤による遅延型の皮膚反応などが特異体質といわれていたことがあったが，現在は T 細胞関与の免疫反応であることが確かめられつつある。

c．アレルギー反応とアレルギー様反応：免疫学的反応が基礎にある，または多くの場合に考えられる反応が質的に変容したときに見られる反応である。ADR のうち約 6〜10% を占めると考えられている。

### 薬物アレルギー反応の診断基準

　直接的な免疫学的所見がなくても，以下の診断基準から，アレルギー性薬物反応とそのほかの薬物異常反応とを区別することができる。

a．アレルギー性薬物反応は薬物投与を受けている患者のごくわずかにしか見られない。

b．発現する臨床所見・症状は，その薬物が持つ薬理学的作用とかけ離れている。

c．以前にその薬物の投与を受けたことがなければ，治療を開始してから 1 週間以内でアレルギー性症状が発現することはまれである。一般的に，数カ月かそれ以上経過したときに，アレルギー反応を示すことが多い。

d．反応そのものがよく知られているアレルギー反応，例えば，アナフィラキシーや蕁麻疹，喘息，血清病類似反応に類似している。しかし，多彩な所見，皮膚赤斑（特に発疹），発熱，肺臓反応（特に好塩基球の肺臓への浸潤），肝炎，急性間質性腎炎，血管炎，ループス症候群などが薬物の過敏反応のときには見られる。

e．少量の疑わしい薬物または類似の化学構造を持つ薬物，交差抗原性

のある薬物による症状の再現性が見られる。
f．血液や組織で好酸球増多が持続的に見られるときには，アレルギー反応が疑われる。
g．薬物特異抗体または薬物感作Tリンパ球の存在が，時には確認することができる。しかし，これらの確定診断を実際の診療で行えることはまれである。
h．薬物投与終了後，数日以内に症状が改善する。

## 薬物によるアナフィラキシー

原因薬物　日本での薬物アナフィラキシーの原因薬物は，8,348症例の薬物アレルギーのアンケート調査の結果，解熱・鎮痛・NSAIDsが2.89％，抗生物質1.25％，サルファ剤0.24％，局所麻酔薬0.16％，ワクチン0.16％，造影剤0.14の報告がある[55]。薬事法に基づく薬物副作用の報告によれば2008年での薬物誘発性アナフィラキシーの原因物質の中でもっとも多いのは抗がん薬，造影剤，血液製剤である。一方，論文報告では，抗生物質，NSAIDs，造影剤が多い[56]。抗生物質では，セフトリアキソン，セファゾリン，セファクロルなどのセフェム系抗菌薬が多く，キノロン系のガレノキサシン，レボフロキサシンによるアナフィラキシー症例が増加している[56]。フランスでの2002〜2010年間の333名の薬物によるアナフィラキシーの分析では，多い順から抗生物質（49.6％），筋弛緩薬・ラテックス・麻酔薬（それぞれ15％），NSAIDs（10.2％），アセトアミノフェン（3.9％），造影剤（4.2％），免疫治療・ワクチン（3.9％）である[54]。抗生物質では，アモキシリン（97症例），ほかのペニシリン製剤（4症例），セファロスポリン（41症例），キニロン（15症例），プリスチナミシン（7症例）の順である。ポルトガルの統計では，薬物アナフィラキシーの47.9％の原因薬物がNSAIDsであり，25.6％がアナフィラキシーであった[57][58]。これらの薬物にはシクロオキシゲナーゼ（COX）-1抑制薬やアセトアミノフェンも含まれる。

　薬物アナフィラキシーは過少認識・評価である。一方，病歴のみに基づいては過大認識されている。薬物に対するIgEが関与しているアナ

フィラキシーは典型的には1時間以内に発症する。抗生物質を静脈投与する場合には投与開始15分間は厳密に観察する必要がある。心停止に至るような激烈なアナフィラキシーほど発症時間が早い[59]。薬物によるアナフィラキシー発症までの時間は，病院内では5分，病院外では10〜20分である。いかなる薬物がいかなる経路で投与されても，アナフィラキシーが発症する可能性があることは常に念頭に置く必要がある。

● 抗生物質によるアナフィラキシー

<u>抗生物質投与</u>　日本化学療法学会臨床試験委員会皮内反応検討特別部会作成の抗菌薬投与に関連するアナフィラキシー対策のガイドライン（2004年版）では，抗生物質投与時の観察として，"1）即時型アレルギー反応を疑わせるものとして，注射局所の反応では，注射部位から中枢にかけての皮膚発赤，膨疹，疼痛，瘙痒感などがあり，全身反応としてはしびれ感，熱感，頭痛，眩暈，耳鳴り，不安，頻脈，血圧低下，不快感，口内・咽喉部異常感，口渇，咳嗽，喘鳴，腹部蠕動，発汗，悪寒，発疹，などがある。2）注射中のみならず，終了後も異常を自覚したら，ただちに申告するよう患者に説明する。3）皮内反応では5分後から反応は増大し最大値に達するのは15分である。点滴，静注ではより早くから反応が起こると考えられる。したがって，投与開始直後から投与終了後まで注意して観察する。4）患者がなんらかの異常を訴えた場合，あるいは他覚的異常を認めた場合には速やかに注射を中止する"としている（http://www.chemotherapy.or.jp/guideline/hinai_anaphylaxis_guideline.pdf）。

● モノクローナル抗体と生物学的製剤によるアナフィラキシー

<u>オマリズマブ</u>　喘息の治療薬であるオマリズマブによるアナフィラキシーは0.2％である。オマリズマブはヒト化抗ヒトIgEモノクローナル抗体であり，IgEと高親和性受容体（Fc ε RI）の結合を阻害することにより，マスト細胞などの炎症細胞の活性化を抑制する。2時間を超えて発症する遅延型アナフィラキシーを伴うことがあるので，オマリズマブを投与している患者ではエピペン®を必ず処方する。インフリキシマブ（レミケード®）は関節リウマチ治療薬であり，キメラ型モノクローナル抗腫瘍壊死因子（tumor necrosis factor：TNF）α抗体の生物学的製剤である。

<u>エピペン®</u>

有害反応が多く報告されているが，多くは非 IgE 反応であり，肥満細胞の直接的活性化を起こす。リツキシマブでは特異 IgE 抗体が報告されている[60]。

● 蛍光造影剤によるアナフィラキシー

蛍光造影剤　眼科領域で使用する蛍光造影剤によるアナフィラキシーの頻度は，少ないものの報告されている。死亡事故はおよそ蛍光造影施行 220,000 ～ 250,000 回に 1 症例の頻度である。しかし，死に至らぬまでも低血圧発作，喉頭浮腫，喘息，痙攣および脳血管障害などの重篤な作用は 3,000 回に 1 症例の割合で起こっている[61]。眼科では暗室で使用するためアナフィラキシーの発見が遅れやすい。典型的な例では，蛍光造影剤の静脈内投与後 3 分以内に血圧低下が見られる[62]。蛍光造影剤についてのガイドラインとして，日本眼科学会は"眼底血管造影実施基準"（改訂版）を発表している[63]。

## 抗がん薬によるアナフィラキシー

抗がん薬　清水ら[64]は抗がん薬によるアナフィラキシーショックの現状に関して有害反応共通用語基準 v 3.0 日本語訳 JCOG/JSCO 版のアレルギー / 免疫で定義されるアレルギー / 過敏反応に基づくアンケート調査を行った。多い順に主なものは，パクリタキセル（24.5％），オキサリプラチン（22.9％），カルボプラチン（16.9％），シスプラチン（7.5％），ドセタキセル（5.1％），L-アスパラギナーゼ（4.8％），リツキシマブ（4.2％）である。死亡は 8 症例報告され，パクリタキセル 5 症例，カルボプラチン 2 症例，ドセタキセル 1 症例である。

パクリタキセル　パクリタキセルの重篤なアナフィラキシーは 2 ～ 4％に見られ，初回で 75％に，2 回目投与で 95％に発症することより，肥満細胞・好塩基球への直接的刺激で起こる非免疫学的アナフィラキシーが考えられる[65]。パクリタキセルによる IgE アナフィラキシーの症例報告があり，パクリタキセルの過敏反応の機序は非免疫学的アナフィラキシーと IgE アナフィラキシーがあると考えられる。

### 表4 Ring and Messmer 重症度分類

| Grade 1 | 皮膚粘膜所見：発赤，蕁麻疹，血管性浮腫伴うか，伴わない |
|---|---|
| Grade 2 | 中等度の多臓器にわたる所見： 皮膚粘膜所見 血圧低下，頻脈 呼吸困難，換気困難 消化器系の異常所見 |
| Grade 3 | 重症：生命を脅かす1臓器または多臓器所見 循環虚脱 徐脈，頻脈，不整脈 気管支痙攣 皮膚粘膜所見 消化器系異常所見 |
| Grade 4 | 心肺停止，心肺蘇生が必須 |

頻脈と皮膚所見のないことでアナフィラキシーは除外できない。
(Dewachter P, Mouton-Faivre C, Emala CW. Anaphylaxis and anesthesia: controversies and new insights. Anesthesiology 2009; 111: 1141-50/Dewachter P, Mouton-Faivre C, Hepner DL. Perioperative anaphylaxis: what should be known? Curr Allergy Asthma Rep 2015; 15:21/Ring J, Messmer K. Incidence and severity of anaphylactoid reactions to colloid volume substitutes. Lancet 1977; 1: 466-9 より一部改変引用)

**プラチナ製剤**　プラチナ製剤であるシスプラチン，カルボプラチン，オキサリプラチンの過敏反応の頻度は，それぞれ5〜20％（10〜27％），1〜19.5％，2〜12％〔Grade 3・4（**表4**）は0.05％以下〕である[66]。投与経過中に感作され，頻回投与時にアナフィラキシーが見られる。カルボプラチンの投与患者205名では，最初の発症は中央値8コース（6〜21）目であり，カルボプラスチンのアナフィラキシーの発症頻度と投与回数の関連では5回以下1％以下，6回6.5％，7回7％，8回19.5％である。シスプラチンでは，ほとんどの症例が6コース以上で発症することが多い。これらのアレルギー反応のうち，50％以上の反応がIgEアナフィラキシーと考えられる[67]。皮膚試験で予測可能であり，オキサリプラチンでの皮内反応の感度は75〜100％である[67]。カルボプラチンでは皮膚試験が有用であり，6コース以上の患者では皮膚試験陰性の患者のみに投与したら，その発症頻度は27％から3％に減少した[68]。

# 周術期のアナフィラキシー

麻酔薬関連のアナフィラキシーの原因薬物に関しては，フランスでの解析では，麻酔中の692症例（734薬物）での薬物によるアナフィラキシーの頻度は筋弛緩薬（61.6％），ラテックス（16.6％），抗生物質（8.3％），静脈内麻酔薬（5.1％），コロイド（3.1％），麻薬（2.7％），そのほか：アプロチニン4症例，エチレンオキサイド5症例，局所麻酔薬2症例（2.6％）である[69]。麻酔関連アナフィラキシーでは免疫学的アナフィラキシーと非免疫学的アナフィラキシーが認められる（表5）。

## 筋弛緩薬

手術・麻酔中のアナフィラキシーの原因薬物としては，筋弛緩薬がもっとも多く，ベクロニウム28.8％，アトラクリウム23.7％，スキサメトニウム23.5％，パンクロニウム9.1％，ロクロニウム9.1％であり，アナフィラキシーの頻度は1：6,500である[69]。筋弛緩薬による発症頻度は，ほかの薬物に比べ圧倒的に高い。筋弛緩薬アナフィラキシー症例のうち17％はまったく麻酔の経験がなく，筋弛緩の使用経験は認められていない。筋弛緩薬に対する特異IgE抗体が証明されており，I型アナフィラキシーショックが起こることが確認されている。また，2つの4級アンモニウムを側鎖に持つ筋弛緩薬は，肥満細胞上の2分子のIgE抗体間に非特異的に結合し肥満細胞を活性化する[70]。ロクロニウムとほかの筋弛緩薬との交差抗原性は，患者により違いが見られ，交差抗原性を示す患者と示さない患者がいる。筋弛緩薬間での交差抗原性は明確ではないが，筋弛緩薬によるアナフィラキシー既往歴のある患者では，皮膚試験で偽陰性を示すことがあり，臨床的には交差抗原性があると考えていたほうが安全である。筋弛緩薬でのアナフィラキシーの既往歴のある患者では，可能なかぎり筋弛緩薬の使用を避けることが好ましい[71]。筋弛緩薬によるアナフィラキシー2,022名の内，1,247名が重症であり（Grade 3・4），84名（4.1％）が死亡している。リスクファクターは男性（女性：オッズ比0.4, 95％信頼区間0.2-0.7, $P = 0.0004$），緊急手術

表5　麻酔薬のアナフィラキシーの可能性のある機序

| 薬物 | IgE介在性肥満細胞活性化 | 補体活性化 | 直接的肥満細胞活性化 |
| --- | --- | --- | --- |
| 筋弛緩薬 | ＋ | － | ＋ |
| 　スキサメトニウム | | | |
| 　パンクロニウム | | | |
| 　アトラクリウム | | | |
| 　ベクロニウム | | | |
| 　ロクロニウム | | | |
| 麻酔薬・バルビツレート | ＋ | ＋ | ＋ |
| 　チオペンタール | | | |
| 　メトヘキシタール | | | |
| 非バルビツレート麻酔薬 | ± | ＋ | ＋ |
| 　プロポフォール | | | |
| 　アルセシン | | | |
| 麻薬 | ± | － | ＋ |
| 　モルヒネ | | | |
| 　ブプレノルフィン | | | |
| 　フェンタニル | | | |
| 代用血漿 | － | ＋ | ＋ |
| 　デキストラン | | | |
| 　ヒドロキシエチルデンプン | | | |
| プロタミン | ＋ | ＋ | ＋ |
| 造影剤 | ＋ | ＋ | ＋ |
| ラテックス | ＋ | － | ＋ |

(Lieberman P, Nicklas R A, Oppenheimer J, et al. The diagnosis and management of anaphylaxis practice parameter: 2010 update. J Allergy Clin Immunol 2010; 126: 477-80, e1-42 より一部改変引用)

（オッズ比 2.6, 95% 信頼区間 1.5 - 4.6, P = 0.0007），高血圧の既往歴（オッズ比 2.5, 95% 信頼区間 1.5 - 4.4, P = 0.0010），心血管疾患（オッズ比 4.4, 95% 信頼区間 2.4 - 8.1, P < 0.0001），肥満（オッズ比 2.4, 95% 信頼区間 1.1 - 5.3, P = 0.0376），β遮断薬の服用（オッズ比 4.2, 95% 信頼区間 1.8 - 9.8, P = 0.0011）であった。肥満の男性で心疾患の既往歴がある β遮断薬服用患者での緊急手術時の筋弛緩薬によるアナフィラキシーは非常に危険性が高い[72]。

### 静脈内麻酔薬

チオペンタール，プロポフォールによるアナフィラキシー症例が多く

# アナフィラキシーの概説 第1章

報告されており,それら対する特異 IgE 抗体が証明されている[73]。また,プロポフォールは,筋弛緩薬と同様に非特異的に血清疎水性 IgE 抗体に結合することにより,肥満細胞を非特異的に脱顆粒させる可能性があるので[74)75]],筋弛緩薬を含めたほかの薬物によるアナフィラキシーの既往歴のある患者には,使用を避けたほうが安全である[76]。プロポフォールは注射液中にダイズ油,精製卵黄レシチンを含んでいるが,卵アレルギー,ダイズアレルギーの患者で使用を避けるべきとするデータはない[20]。

プロポフォール

### 抗生物質[77)78]]

βラクタム抗生物質(ペニシリン,セファロスポリン)によるアレルギー反応の頻度が高く,中でも依然ペニシリンによるアナフィラキシーの報告がもっとも多い。ペニシリンのアナフィラキシーの機序はⅠ型からⅣ型まですべて認められているが,もっとも重篤な反応を示すものはⅠ型である。ペニシリンアナフィラキシーの既往歴のある患者の約20%は10年以上抗体を保持しているので,ペニシリンの使用は避けるべきである。セファロスポリンはペニシリンと交差抗原性があり,第1世代がもっとも強く,第2世代,第3世代になるに従って弱くなる。ペニシリンアレルギーのある患者でのセファロスポリン使用のアナフィラキシーの危険性は約4〜8倍である。化学構造は,βラクタムに類似しているカルバペネムは交差抗原性を示すが,モノバクタムはほとんど交差抗原性を示さない。非βラクタム抗生物質の過敏性反応の頻度は1〜3%である。ペニシリンでの皮内試験の感度・精度は確立されているが,そのほかの抗生物質による皮内試験の感度・精度は不明である。バンコマイシン投与後に見られる"redman's syndrome"は,非特異的なヒスタミン遊離により生じ,$H_1$遮断薬の前投与と点滴速度を遅くすることで防ぐことができる。

βラクタム抗生物質

ペニシリン

### 麻　薬

モルヒネ,フェンタニル,アルフェンタニル,ペチジン,ナロキソン

によるアナフィラキシーが報告されている[69)74)]。

### カルバマゼピン[79)]

　カルバマゼピンによる皮膚副作用は4％に見られ，紅斑，瘙痒性皮疹，中毒性表皮壊死症（toxic epidermal necrolysis：TEN），大多型紅斑，スチーブンス・ジョンソン症候群（Stevens-Johnson syndrome：SJS）が発症し，フェノバルビタールやフェニトインに対する過敏性のある患者では発症の危険性が増加する。血液系合併症としては，再生不良性貧血や無顆粒球症などを伴う。SJSやTENの発症頻度は1：50,000〜200,000であり，16％が抗痙攣薬の使用と関連している。

### 吸入麻酔薬

ハロタン
エンフルラン
イソフルラン

　吸入麻酔薬でのアレルギー反応としては，ハロタンによるアレルギー性肝炎，エンフルランによるヒスタミン遊離による非免疫学的アナフィラキシー[80)]，イソフルランによる非免疫学的アナフィラキシー[81)]，ハロタンによる皮膚過敏症[82)]が報告されている。ハロタンによるアレルギー性肝炎の報告は多く認められているが，それ以外の報告はそれぞれ1症例ずつである。セボフルランの非免疫学的アナフィラキシーとして日本国内のみで3症例が報告されている。臨床症状および異常反応の発症時期，検査成績から，なんらかの刺激によるヒスタミン様反応であると考えられるが，セボフルランが責任抗原とは考え難い。吸入麻酔薬がアナフィラキシーを引き起こす可能性は，依然残されているが，その可能性は非常に低いと考えられる。

セボフルラン

### 局所麻酔薬

　局所麻酔薬による異常反応としては，過量投与または血管内投与による中毒がもっとも頻度が高く，アレルギー反応の発症頻度は低く[83)84)]，局所麻酔薬による有害反応の1％前後といわれている[85)]。アレルギー反応の中でも，80％以上は細胞性免疫が関与しているアレルギー性接触性皮膚炎であり，アナフィラキシーの頻度は低い[84)]。エステル型局所麻酔

エステル型

## アナフィラキシーの概説 第1章

薬によるアレルギー性接触性皮膚炎の報告は比較的よく見られ，その原因としては代謝産物のパラアミノ安息香酸（para-aminobenzoic acid：PABA）が大きな要因を占めている。一方，アミド型局所麻酔薬によるアレルギー性接触性皮膚炎は，エステル型のものと比べると少ない[86]。しかし，近年，局所麻酔薬は鎮痛や鎮痒の目的で多くの一般用医薬品（over the counter drug：OTC薬）に配合されており，その使用頻度が増加しており，それにより感作の機会が増加し，アレルギー性接触性皮膚炎の発症頻度が増加している。日本においては，OTC薬では塩酸ジブカインがもっとも多く使用されている。その結果，塩酸ジブカインによるアレルギー性接触性皮膚炎がもっとも頻度が高い[87]。アレルギー性接触性皮膚炎では，アミド型局所麻酔薬間で交差抗原性が認められるとする報告が比較的多い[88]。局所麻酔薬投与後に有害反応が見られたときには，心因性反応または迷走神経反射による症状（失神），局所麻酔薬中毒による中枢神経症状と循環器症状，添加アドレナリンの血管内注入による症状とアナフィラキシーとを鑑別しなければならない。

　局所麻酔薬は，芳香族残基と三級アミンがエステル結合，またはアミド結合の中間鎖で結ばれた化学構造を持つ2種類に分類することができる。エステル型局所麻酔薬のアナフィラキシーの発症頻度は，アミド型のものに比べ高く，血漿中のコリンエステラーゼで加水分解されたエステル型局所麻酔薬の分解産物の一つであるPABAが高い抗原性を持ち，抗体産生やTリンパ球の感作を促すため，アレルギー反応が起こりやすい。アミド型局所麻酔薬自身によるアレルギー反応は非常に少ないが，リドカイン特異IgE抗体によるアナフィラキシー[89]，プリロカインとブピバカインによるII型アナフィラキシーが認められている[90]。バイアル使用の局所麻酔薬では，添加されているメチルパラベン（methyl-p-hydroxybenzoate）は強い抗原性を示し，アレルギー反応の原因物質となる。メチルパラベンはPABAと化学構造が類似しており，交差抗原性がある。エステル型局所麻酔薬でアナフィラキシーの既往があり，PABAで感作されている状態の患者では，メチルパラベンが抗原として働き，アナフィラキシーを起こす可能性が高い。メチルパラベンは，

化粧品，クリーム，石鹸，ローション，OTC薬などの一般的に市販されている日常品に多く使用されており，感作の機会が多い。バイアルで市販されているアミド型局所麻酔薬によるアレルギー反応が発生したときには，原因薬物（抗原）として局所麻酔薬そのものと，添加剤として混入されているメチルパラベンなどを考慮しなければならない。局所麻酔薬使用時のアナフィラキシー発症頻度を減少するためには，添加薬の入っていないアンプル入りの局所麻酔薬の使用が勧められる。局所麻酔薬やメチルパラベンによる非免疫学的アナフィラキシー[91]の報告も見られる。

### 局所麻酔薬の代替薬物

ジフェンヒドラミン

局所麻酔薬によるアナフィラキシーの既往歴のある患者が，小手術で処置可能な裂傷などで救急外来を受診したときに，局所麻酔薬の代わりに抗ヒスタミン薬である塩酸ジフェンヒドラミン（ベナスミン®注射薬：30 mg/1 ml/A，レスミン®注射薬10・30 mg/1・2 ml/A）を局所麻酔薬として効果的に問題なく使用できる[92]。局所麻酔薬として使用する場合には，1％溶液（10 mg/ml，必要であれば1：100,000アドレナリンを添加）での使用が勧められる。2〜5％溶液では，浸潤部位での発赤，熱感，水泡形成，遅延性無痛，神経麻痺，皮膚壊死などの症状が発現する。しかし，1％溶液でも，これらの合併症には気をつける必要がある。

## 造影剤によるアナフィラキシー

造影剤による有害反応の70％が5分以内に発症し，即時型反応は1時間以内に発症する[93]。造影剤による有害作用は，非イオン低浸透圧造影剤の開発導入で，それ以前に主に使用されていたイオン性高浸透圧造影剤に比べ，非常に少なくはなっているが，まったく発症しないわけではない。また，造影剤を使用した放射線診断時にすべて非イオン性低浸透圧造影剤が使用されているわけではない。現在の診断学では，以前に

## アナフィラキシーの概説 第1章

まして画像診断が多くなっており，造影剤の使用の機会が増えている。造影剤による軽度の即時型反応の頻度は，非イオン性低浸透圧造影剤（0.7～3.1％）がイオン性低浸透圧造影剤（3.8～12.7％）に比べ少ない。重篤な即時型反応は，非イオン性低浸透圧造影剤では0.02～0.04％，イオン性低浸透圧造影剤では0.1～0.4％に見られる[94]。日本での重度副作用は0.004％，死亡は0.0003％（1986－2002年，日本医学放射線学会医療事故防止委員会，造影剤血管内投与のリスクマネジメント，2006年3月刊）である。非イオン低浸透圧造影剤では，非特異的な異常反応の発症頻度は低下しているものの，アナフィラキシーの発症に関しては安全ではなく，致死的なアナフィラキシーは1～3人／100,000投与（0.001～0.003％）の頻度に見られ，造影剤の種類には関係ない。

<small>非イオン性低浸透圧造影剤</small>
<small>イオン性低浸透圧造影剤</small>

<small>発症時間</small>
造影剤によるアナフィラキシーは，一般的には投与後30分以内に発現し，重篤な反応は20分以内に94％，致死的な反応は5分以内に60％が発症する。アナフィラキシーでもショック状態を呈する重篤な症例では，ショック発症までの時間が短く，死亡に至るようなアナフィラキシーショックは，一般的に数秒から数分で発症する。薬物投与から循環虚脱や呼吸停止発現までの時間の中央値は5分である[94]。造影剤の危険因子は，年齢が高いほど起こりやすく，また造影剤使用の経験回数が多いほど起こりやすい。5回以上の造影剤投与の経験がある患者では，有意にアナフィラキシー発症頻度が多い。イオプロミドは，アナフィラキシー患者の中でも血圧低下を発症する頻度が多い[95]。

<small>危険因子</small>

### 造影剤の種類

ヨード性造影剤には，イオン性造影剤（high osmolar contrast media）と非イオン性造影剤（low osmola contrast media）が現在使用されている。水溶性造影剤はすべて有機ヨード化合物であり，基本化学構造はベンゼン核である。ベンゼン環の2，4，6の位置にヨードが結合したトリヨードベンゼンであり，1，3，5には水溶性にするための基や側鎖が結合する。イオン性造影剤は，ヨード原子以外の1部位にカルボキシル

基（-COOH）を結合させたものであり，アルカリ溶液中で，陽イオンと陰イオンに分離しよく溶ける塩類であり，血漿の約5倍の浸透圧を示す。一方，非イオン性造影剤は，ベンゼン環にカルボキシル基はなく，ヨード以外の位置に水酸基（-OH）を多く含んだ側鎖（アミノアルコール類）を結合させ，イオン化することなしに水溶性にしたものあり，溶解しないため，イオン性造影剤に比べ浸透圧は低く，血漿の約2倍程度である。また，化学構造的に，1分子中のヨード含有量を高めるために，3ヨードベンゼン環を2個連結させたものがダイマー（dimer，二量体），ベンゼン環が1個のものはモノマー（monomer，単量体）である。静脈性造影剤は，単量体イオン性，単量体非イオン性，二量体イオン性，二量体非イオン性造影剤の4種類に分けることができる。単量体イオン性造影剤としては，ディアトリゾアート，イオタラメートがよく使用されており，陽イオンとしては，ナトリウムとメチルグルカミンが含まれている。これらの造影剤は高浸透圧を示す（1,400 mOsm/kg以上）。二量体イオン性造影剤としては，イオキサグラートが唯一市販されているものである。イオヘキソール，イオパミドール，イオベルソールは単量体非イオン性造影剤であり，低浸透である（500から700 mOsm/kg）。二量体非イオン性造影剤としては，イオトロール，イオジキサノールがあり，この造影剤の浸透圧は血清とほぼ同じである（約300 mOsm/kg）。イオン性造影剤を高浸透圧性造影剤，非イオン性造影剤を低浸透圧性造影剤とも称する。非イオン性造影剤は，イオン性造影剤に比べ副作用が少ない[96]。非イオン性造影剤のアナフィラキシーの頻度・重症度は，1999年1月1日から2005年12月31までの6年間の84,928静脈内投与のうちアレギー反応545症例（0.6％）が発症し，その重症度の分類では，軽度は77％，中等度は21％，重度は2％である[97]。

MRI検査時に使用する造影剤ガドリニウムは比較的有害反応が少ないとされている。ガドリニウムによるアナフィラキシーに関しては，Cornell and Columbia大学でのガドリニウム使用患者158,796症例を対象にした研究では，有害反応は94症例（5.9/10,000）であり，重症は

1/40,000 であった。死亡率は FDA Medwatch Data Base を使用した統計では，1/1,000,000 以下（40 症例死亡/51,000,000 投与）で非常に安全であるとされている[98]。しかし，免疫学的アナフィラキシーの報告は見られる。主に嘔気・嘔吐の有害反応は 0.17 〜 2.40％であり，アナフィラキシーは 0.004 〜 0.01％の頻度であり，ほとんどが初回投与時に発症している。ガドリニウムにはヒスタミン遊離性はほとんどなく，10 倍希釈溶液で皮内試験が陽性を示すことより，IgE 介在性アナフィラキシーが考えられる[99]。

### 非免疫学的アナフィラキシー

造影剤は免疫反応を介することなしに，肥満細胞や好塩基球を非特異的に活性化することが明らかになっている[100)〜102]。イオパミドール，イオベルソール，イオヘキソールのように分子内に同一の 2 つの側鎖を持っている化合物は，2 つの 4 級アンモニウムを側鎖に持つ筋弛緩薬のように[70)103]，肥満細胞上の IgE 抗体間に非特異的に結合し，肥満細胞を活性化する可能性がある。この仮説が真実であれば，浸透圧を減少させるために 2 量体としたイオン性造影剤イオキサグラートは，一世代の高浸透圧性造影剤より免疫原性が強まっていることになる。この点に関しては将来の研究が俟たれる[101]。この反応は，浸透圧の違いにより予測することはできない。すなわち，第一世代の高浸透圧性の造影剤でも，第 3 世代の等浸透圧性のものでも起こりうる反応である。

### 非特異的な補体の活性化および抗原抗体・補体反応（Ⅱ型反応）

補体の活性化

造影剤による非免疫学的アナフィラキシー症例で，補体の活性化が証明されており，異常反応に関与していることが示されている。造影剤による補体の活性化が起こりアナフィラトキシン C3a および C4a の増加により，非免疫学的アナフィラキシーが発症する。また，補体第 2 経路による補体の活性化の機序による非免疫学的アナフィラキシーをも示されている。造影剤による補体の活性化は，免疫反応によるもの（免疫学的アナフィラキシー）と非特異的な反応（非免疫学的アナフィラキ

シー）がある．イオン性と非イオン性造影剤とも補体を2つの経路で活性化する[104]．C1エステラーゼインヒビターの減少に伴ってカリクレイン-キニン-XII因子系が広範に活性化され，ブラジキニン産生が刺激される．

### IgE介在型アナフィラキシー

造影剤による即時型反応の多くは，免疫学的アナフィラキシーであることが皮膚試験により確認されている[105]．The European Network of Drug Allergy（ENDA；EAACI interest group on drug hypersensitivity）が皮膚試験の感度と特異性に関して前向き多施設試験を行った．220名の患者群（122名は即時型，98名は非即時型），82名の対照群について皮膚試験を行った．皮膚試験陽性は32/122であり，内4名はプリックテスト（原液），30名は皮内試験（10倍希釈）で陽性であった．少なくとも50％は免疫学的アナフィラキシーであった．皮膚試験は造影剤アレルギーの検査のためには有用であり，既往歴のある患者での使用できる造影剤の選択にも有用である．既往歴のある患者28名に造影剤を再投与した研究では，造影剤による皮膚試験の特異度は96.3～100％，陰性予測値は96.6％（95％信頼区間89.9-10.3）である[106]．免疫学的アナフィラキシーは，高浸透圧性造影剤と低浸透圧性造影剤での反応発症率に差はなく，浸透圧の違いによる発現頻度には差は認められていない．アナフィラキシーショックの重症型や死亡症例では，免疫学的アナフィラキシーやIgE介在性アナフィラキシーが考えられる[107]．

造影剤による
皮膚試験

### 遅延型反応

造影剤による遅延型反応は，1986年にPantoら[108]により初めて記載された．遅延型反応は，一般的に造影剤投与後1時間から72時間で症状が出現し，時には数日後から出現する症例も報告されており，頻度としては2.1％から31％と報告されている[109]．症状としては，非特異的であるが多彩な症状，すなわち発熱，悪寒・戦慄，発赤，紅潮，めまい，瘙痒感，関節痛，下痢，吐き気，嘔吐，頭痛，時に血圧低下などを示

発症時間
頻度
症状

す。また，注射部位の遅発性疼痛もよく見られる反応である[110]。急性耳下腺炎（ヨードおたふく風邪：iodide mumps）は非常にまれであるが，起こると劇的である。遅延型反応は，イオン性造影剤でも非イオン性造影剤でも認められている。転移性がんのためインターロイキン2を投与されている患者では12〜28％に遅延型反応が見られる。もっとも多い症状が，頭痛，瘙痒，発赤，蕁麻疹である。軽度から中等度の皮膚反応には，その機序は完全に理解されていないが，現在のところ細胞性免疫が関与していると考えられている。イオパミドールによる造影剤使用後7日で，全身的な斑小丘疹状発疹を示した患者において，イオパミドール，イオヘキソール，イオベルソール74によるパッチテストで陽性を示した症例が報告されており[111]，この機序としてはT細胞が関与したⅣ型アレルギーが考えられている。これらの症状に対する治療は，鎮痛薬や解熱薬，抗ヒスタミン薬などで対症的に行う。通常は重症化することなく治癒する。

## アルコールによる過敏性反応

アルコール過敏

エチルアルコールやイソプロピルアルコールでのアレルギー反応はまれではあるが，即時型・遅延型接触性皮膚炎を来す。アルコール過敏があるときには，すべての医療行為時にはアルコール製剤を排除する。

アルコールは広範な抗菌作用および殺菌作用があり，主にタンパク変性によりその作用を示す。60〜95％濃度のアルコール（エチルまたはイソプロピルアルコール）は安全に使用でき，皮膚表面の微生物を効果的に減少させるため，そのもの単剤として医療現場では広く使われている。特に，採血や静脈穿刺針を刺入するときに使用され，その使用頻度は非常に多い。62％濃度のエチルアルコールゲル製剤では，1回の使用で99.99％の細菌の減少を示す。0.5％クロルヘキシジンと70％エチルアルコールの製剤は，4％水溶性クロルヘキシジンとの比較では使用1日目ではその効果は変わりないが，5日目でもアルコール含有製剤では効果が認められている[112]。アルコール含有製剤のほうが効果的であ

るので，単剤ではもちろんであるが，合剤としてもアルコールは広く使用されている。

アルコール綿で皮膚を拭いたときに赤くなることがあり，この状態を指して"アルコール過敏"と表現することがしばしば診療の現場で見られるが，この状態のみで"アルコール過敏"かどうかの判断はできない。刺激性とアレルギー性接触性皮膚炎を鑑別しなければならない。刺激性接触性皮膚炎の原因は多くあり，アルコールそのものによる化学的作用，アルコール製剤に含まれているアセトアルデヒドや芳香性材料，添付色素などが考えられているが，明確にはされていない。エチルアルコールやイソプロピルアルコールでのアレルギー反応はまれではあるが，アレルギー性接触性皮膚炎として即時型反応と遅延型反応が報告されている[113)〜116)]。

> アレルギー性
> 接触性皮膚炎

即時型アレルギー性接触性皮膚炎では，アルコール接触後4時間で皮膚症状が出現し，10時間にわたりその皮膚症状が強まり，24時間でゆっくりと消退する症例の報告がある[114)]。遅延型アレルギー性接触性皮膚炎では，アルコール綿で消毒した部位に2〜3日後から瘙痒性発疹，濾胞状丘疹，蕁麻疹などが出現し，時には消毒部位をはるかに越えて広範に皮膚症状が発現することがある。アルコールでアレルギー性接触性皮膚炎を示す患者の多くは，アルコール飲料を飲んだときには，全身性の紅斑や蕁麻疹，頻脈など見られることが多い。アルコールによる非免疫学的接触性皮膚炎の機序として，東洋人に多く見られるアセトアルデヒド脱水素酵素の活性が低いアルコール不耐症の人に見られる反応がある。この反応は免疫学的アルコールアレルギーと分けて考えなければならない。

"アルコール過敏"があるとの訴えがあったときには，アルコール飲料を飲んだときの症状の発現や，アルコール綿で皮膚を消毒したときの症状の有無を確認する。発赤のみならず，発疹，蕁麻疹などがあるときはアレルギー性接触性皮膚炎の可能性があり，さらにアルコール飲料の摂取で全身的な蕁麻疹などの発症があれば，アルコールアレルギーの可能性が高い。アレルギー疾患の既往歴があるときの原則である徹底した

**既往歴の聴取**

既往歴の聴取を行う。もしアルコールアレルギーの可能性があるならば、アレルギー疾患の原則である"抗原物質の使用は禁忌"となり、医療行為時にはすべてのアルコールを排除しなければならない。この場合の皮膚消毒には、グルコン酸クロルヘキシジン水などを使用した皮膚消毒が勧められる。

アルコールに含まれるアレルゲンとしては、エタノールそのものや不純物、アセトアルデヒド（第一級アルコールの代謝産物）などが考えられている。市販されているエタノールは純粋なものではなく、濃度が95.1〜95.6 vol％が一般的なエタノールで、無水エタノールは99.5 vol％、アルコール綿用は70％である。その中には芳香オイル、水、色素などが入っている。アルコールアレルギー患者でエタノールによるパッチテストで陽性を示す患者の中には、アセトアルデヒドでも陽性を示す患者がいる。そのことより、第一級アルコールでの蕁麻疹様反応は、エタノールに含まれているアルデヒド、またはエタノールから形成されたアルデヒドによる可能性もある。アルコールはヒドロキシ基が結合している炭素原子が結合する原子の数で第一級、第二級、第三級と分類されるが、それぞれのアルコール間の交差抗原性はほとんどないと考えられている[114]。

## 精液によるアナフィラキシー

**性交時アナフィラキシー**

**アトピー**

1958年に初めて報告されてから80症例が報告されているが、非常にまれなアナフィラキシーである。性交時アナフィラキシーは、精液タンパクによるIgE介在性アナフィラキシーである。アトピーが危険因子である。40歳以下の女性に多く、アトピーの家系である。アナフィラキシーは精液に触れた直後か1時間以内に発症する。局所反応は、瘙痒、灼熱感、紅斑、陰唇の浮腫であり、全身反応は一般的なアナフィラキシーと同様で、呼吸困難、嚥下困難、鼻症状、全身性蕁麻疹、血管性浮腫、消化器症状、アトピーの増悪、アナフィラキシーショックである。予防と治療は、コンドームの使用、または脱感作による[117]。ヒト

精液タンパク抗原はいまだ不明であるが，12,000〜75,000ダルトンのいくつかの分画の可能性があるヒト精液タンパクアナフィラキシーの診断は，既往歴，RASTやELISAによる精液特異IgE抗体の確認，皮膚試験はパートナーの精液タンパクによる皮内試験の感度がよい[118]。

## 特発性アナフィラキシー（idiopathic anaphylaxis：IA）

1978年にBacalら[119]が，明らかな抗原刺激なしに多数回のアナフィラキシー発作を起こすいくつかの症例を初めて報告した。それ以後，米国，スペイン，フランス，アイルランド，ドイツ，ブラジル，日本で報告されている。IAの精確な頻度は不明である。米国では2万から5万程度の症例があると推測されている。男性より女性，また小児より成人の頻度が高い。IAの患者はアトピーの合併率が高く，58％と推測されている[120]。自発的に内因的な原因により発症するアナフィラキシーである。診断は除外診断であり，ショック時と無症状期の血漿トリプターゼの測定により診断する。全身性肥満細胞症との鑑別が必要である[121)122)]。経験的にコルチコステロイドと$H_1$遮断薬の経口的服用により，アナフィラキシー発作の回数と重症度を減少できる[5]。すべての患者にエピペン®を処方すべきである。

除外診断

エピペン®

## 昆虫刺傷によるアナフィラキシー

昆虫ではハチやアリなどの刺咬昆虫がある（**表6**）。昆虫によるアナフィラキシーは，成人で3％，小児で1％の頻度で起こる。全身的な皮膚症状が小児ではもっとも多く，成人ではショックによる血圧低下が多い。呼吸器症状はすべての年齢層で同じように発症する[5)123)]。ハチ刺傷は，アシナガバチ，スズメバチ，ミツバチの順に多い。スズメバチは攻撃性が強く，個体数が多く，相対的に食料が乏しくなる夏の終わりから秋にかけて人を襲う習性がある[124]。栃木県8万人の調査では，人口の0.36％が蜂過敏症を呈する。短期間に2回刺されるとアナフィラキシー

頻度
症状
ハチ

表6 昆虫刺傷アレルギーを惹起する主な昆虫

| 膜翅目昆虫 | |
|---|---|
| ミツバチ科 | ミツバチ |
| | マルハナバチ |
| | コハナバチ |
| スズメバチ科 | クロスズメバチ |
| スズメバチ亜科 | クマンバチ |
| アシナガバチ亜科 | スナガバチ |
| アリ科 | ハチアリ |
| | 収穫アリ |

(内田義孝,知行 柚,永田 真.虫刺されアレルギー.治療 2012; 94: 1924-9 より一部改変引用)

を生じやすい[1]。しかし,過去の刺傷回数などとは関係なく,初めての刺傷でも全身アナフィラキシーが起こることがある[124]。ハチ毒による重篤な全身反応を正確に予測する方法はない。一般にハチ毒特異IgE抗体の陽性率は27〜40%とかなり高率であるが,実際にハチ刺傷により全身反応を示す割合は0.3〜7.5%程度である[125]。初回刺傷部の反応が異常に大きい場合には,2回目の刺傷時にアナフィラキシーを起こす可能性が高い。昆虫刺傷によるアナフィラキシーの患者が退院するときにはエピペン®を処方する。アンジオテンシン変換酵素(ACE)阻害薬の服用患者はアナフィラキシーが重篤化する危険性が有意に増加する(オッズ比 2.27, 95%信頼区間 1.13−4.56, $P = 0.019$)[5]。ハチの刺傷を避けることがアナフィラキシーを防ぐ確実な対処法である。一般的なハチの刺傷を避ける方法を表7に示す。

アリでは,オオハリアリ,アカヒアリ,クロナガアリ,キバハリアリ,トビキバアリが原因となる[125]。アリによるアナフィラキシーは,0.6〜16%とされている。

*ハチ毒*

*エピペン®*
*アンジオテンシン変換酵素*

*刺傷回避*

### 表7　一般的なハチ刺傷を避ける方法

1. ハチの巣に近づかない
2. 屋内に営巣させないため穴を塞ぐ
3. 肌に密着する衣服を着て、腹の下にハチが入らないようにする
4. 白っぽい服を着る
5. 花模様のある服や黒い服を避ける
6. 芳香のある化粧品は避ける
7. 戸外で甘いものを食べない
8. 自動車の窓を開けっ放しにしない
9. 洗濯物や布団を取り込むとき、ハチを紛れ込まさない
10. 不必要な時に藪のなかに入ったりしない
11. 見張り役のハチを見かければ、巣が近いことを知る
12. ハチを追い払う行動（殺虫剤やスプレーなどを含む）は，興奮を招くのでけっして行ってはならない
13. ハチを見かけた場合、頭を下に向き加減に静止し、ハチが去ってから静かに退避する

（内田義孝，知行　柟，永田　真．虫刺されアレルギー．治療 2012; 94: 1924-9 より引用）

### ●文献

1) 日本アレルギー学会 anaphylaxis 対策特別委員会．アナフィラキシーガイドライン．東京：一般社団法人日本アレルギー学会；2014.
2) Simons FE, Ardusso LR, Bilo MB, et al. World Allergy Organization anaphylaxis guidelines: summary. J Allergy Clin Immunol 2011; 127: 587-93.
3) Simons FE, Ardusso LR, Bilo MB, et al. World allergy organization guidelines for the assessment and management of anaphylaxis. WAO Journal 2011; 4: 13-37.
4) Simons FE, Ebisawa M, Sanchez-Borges M, et al. 2015 update of the evidence base: World Allergy Organization anaphylaxis guidelines. WAO Journal 2015; 8: 32.
5) Lieberman P, Nicklas RA, Oppenheimer J, et al. The diagnosis and management of anaphylaxis practice parameter: 2010 update. J Allergy Clin Immunol 2010; 126: 477-80.
6) Muraro A, Roberts G, Worm M, et al. Anaphylaxis: guidelines from the European Academy of Allergy and Clinical Immunology. Allergy 2014; 69: 1026-45.
7) Johansson SG, Bieber T, Dahl R, et al. Revised nomenclature for allergy for global use: report of the Nomenclature Review Committee of the World Allergy

Organization, October 2003. J Allergy Clin Immunol 2004; 113: 832-6.
8) Tejedor Alonso MA, Moro Moro M, Mugica Garcia MV. Epidemiology of anaphylaxis. Clin Exp Allergy 2015; 45: 1027-39.
9) Panesar SS, Javad S, de Silva D, et al. The epidemiology of anaphylaxis in Europe: a systematic review. Allergy 2013; 68: 1353-61.
10) Altman AM, Camargo CA Jr. Simons FE, et al. Anaphylaxis in America: a national physician survey. J Allergy Clin Immunol 2015; 135: 830-3.
11) Tejedor-Alonso MA, Moro-Moro M, Mugica-Garcia MV. Epidemiology of anaphylaxis: contributions from the last 10 years. Investig Allergol Clin Immunol 2015; 25: 163-75.
12) Ma L, Danoff TM, Borish L. Case fatality and population mortality associated with anaphylaxis in the United States. J Allergy Clin Immunol 2014; 133: 1075-83.
13) Song TT, Worm M, Lieberman P. Anaphylaxis treatment: current barriers to adrenaline auto-injector use. Allergy 2014; 69: 983-91.
14) Poulos LM, Waters AM, Correll PK, et al. Trends in hospitalizations for anaphylaxis, angioedema, and urticaria in Australia, 1993-1994 to 2004-2005. J Allergy Clin Immunol 2007; 120: 878-84.
15) Rudders SA, Arias SA, Camargo CA Jr. Trends in hospitalizations for food-induced anaphylaxis in US children, 2000-2009. J Allergy Clin Immunol 2014; 134: 960-2 e3.
16) Mertes PM, Alla F, Trechot P, et al. Anaphylaxis during anesthesia in France: an 8-year national survey. J Allergy Clin Immunol 2011; 128: 366-73.
17) Gibbs NM, Sadleir PH, Clarke RC, et al. Survival from perioperative anaphylaxis in Western Australia 2000-2009. Br J Anaesth 2013; 111: 589-93.
18) Escolano F, Valero A, Huguet J, et al. Prospective epidemiologic study of perioperative anaphylactoid reactions occurring in Catalonia (1996-7). Rev Esp Anestesiol Reanim 2002; 49: 286-93.
19) 光畑裕正, 松元 茂, 長谷川淳一ほか. 周手術期における薬物による即時型過敏反応の疫学および臨床像―麻酔指導病院へのアンケート調査―. 麻酔 1992; 41: 1825-31.
20) Mertes PM, Malinovsky JM, Jouffroy L, et al. Reducing the risk of anaphylaxis during anesthesia: 2011 updated guidelines for clinical practice. J Investig Allergol Clin Immunol 2011; 21: 442-53.
21) Urisu A, Ebisawa M, Ito K, et al. Japanese guideline for food allergy 2014. Allergol Int 2014; 63: 399-419.
22) 柴田瑠美子. 食物アナフィラキシーの現状と対応. 職業・環境アレルギー誌 2015; 22: 33-9.
23) 小倉聖剛, 海老澤元宏. 食物アレルギーの発症要因と耐性化. 日内会誌 2013; 102: 724-30.

24) Heese A, van Hintzenstern J, Peters KP, et al. Allergic and irritant reactions to rubber gloves in medical health services. Spectrum, diagnostic approach, and therapy [published erratum appears in J Am Acad Dermatol 1992 Mar; 26 (3 Pt 2) : 403] [see comments]. J Am Acad Dermatol 1991; 25: 831-9.
25) Charous BL, Hamilton RG, Yunginger JW. Occupational latex exposure: characteristics of contact and systemic reactions in 47 workers. J Allergy Clin Immunol 1994; 94: 12-8.
26) Cabanes N, Igea JM, de la Hoz B, et al. Latex allergy: position paper. J Investig Allergol Clin Immunol 2012; 22: 313-30.
27) Bernardini R, Novembre E, Lombardi E, et al. Prevalence of and risk factors for latex sensitization in patients with spina bifida. J Urol 1998; 160: 1775-8.
28) Eseverri JL, Botey J, Cozzo M, et al. Prevalence of allergy to latex in the pediatric population. Allergol Immunopathol (Madr) 1999; 27: 133-40.
29) Mazon A, Nieto A, Estornell F, et al. Factors that influence the presence of symptoms caused by latex allergy in children with spina bifida. J Allergy Clin Immunol 1997; 99: 600-4.
30) Porri F, Pradal M, Lemiere C, et al. Association between latex sensitization and repeated latex exposure in children. Anesthesiology 1997; 86: 599-602.
31) Sener O, Taskapan O, Ozanguc N. Latex allergy among operating room personnel in Turkey. J Investig Allergol Clin Immunol 2000; 10: 30-5.
32) Hunt LW, Fransway AF, Reed CE, et al. An epidemic of occupational allergy to latex involving health care workers. J Occup Environ Med 1995; 37: 1204-9.
33) Watts DN, Jacobs RR, Forrester B, et al. An evaluation of the prevalence of latex sensitivity among atopic and non-atopic intensive care workers. Am J Ind Med 1998; 34: 359-63.
34) Liss GM, Sussman GL, Deal K, et al. Latex allergy: epidemiological study of 1351 hospital workers. Occup Environ Med 1997; 54: 335-42.
35) Sampson HA, Munoz-Furlong A, Campbell RL, et al. Second symposium on the definition and management of anaphylaxis: summary report—Second National Institute of Allergy and Infectious Disease/Food Allergy and Anaphylaxis Network symposium. J Allergy Clin Immunol 2006; 117: 391-7.
36) Beezhold D, Pugh B, Liss G, et al. Correlation of protein levels with skin prick test reactions in patients allergic to latex. J Allergy Clin Immunol 1996; 98: 1097-102.
37) Charous BL, Schuenemann PJ, Swanson MC. Passive dispersion of latex aeroallergen in a healthcare facility. Ann Allergy Asthma Immunol 2000; 85: 285-90.
38) Baur X, Chen Z, Allmers H. Can a threshold limit value for natural rubber latex airborne allergens be defined? J Allergy Clin Immunol 1998; 101: 24-7.
39) Allmers H, Brehler R, Chen Z, et al. Reduction of latex aeroallergens and latex-specific IgE antibodies in sensitized workers after removal of powdered natural

rubber latex gloves in a hospital. J Allergy Clin Immunol 1998; 102: 841-6.
40) Heilman DK, Jones RT, Swanson MC, et al. A prospective, controlled study showing that rubber gloves are the major contributor to latex aeroallergen levels in the operating room. J Allergy Clin Immunol 1996; 98: 325-30.
41) Swanson MC, Bubak ME, Hunt LW, et al. Quantification of occupational latex aeroallergens in a medical center. J Allergy Clin Immunol 1994; 94: 445-51.
42) Vandenplas O, Depelchin S, Toussaint G, et al. Occupational asthma caused by sarsaparilla root dust. J Allergy Clin Immunol 1996; 97: 1416-8.
43) Tarlo SM, Sussman G, Contala A, et al. Control of airborne latex by use of powder-free latex gloves. J Allergy Clin Immunol 1994; 93: 985-9.
44) Hunt LW, Boone-Orke JL, Fransway AF, et al. A medical-center-wide, multidisciplinary approach to the problem of natural rubber latex allergy. J Occup Environ Med 1996; 38: 765-70.
45) Quirce S, Escudero C, Swanson MC, et al. Latex aeroallergen concentrations in ambulances. J Allergy Clin Immunol 2004; 114: 978-9.
46) Quirce S, Swanson MC, Fernandez-Nieto M, et al. Quantified environmental challenge with absorbable dusting powder aerosol from natural rubber latex gloves. J Allergy Clin Immunol 2003; 111: 788-94.
47) Brehler R, Kolling R, Webb M, et al. Glove powder—a risk factor for the development of latex allergy? Eur J Surg Suppl 1997: 23-5.
48) LaMontagne AD, Radi S, Elder DS, et al. Primary prevention of latex related sensitisation and occupational asthma: a systematic review. Occup Environ Med 2006; 63: 359-64.
49) De Queiroz M, Combet S, Berard J, et al. Latex allergy in children: modalities and prevention. Paediatr Anaesth 2009; 19: 313-9.
50) Allmers H, Schmengler J, John SM. Decreasing incidence of occupational contact urticaria caused by natural rubber latex allergy in German health care workers. J Allergy Clin Immunol 2004; 114: 347-51.
51) Vandenplas O, Larbanois A, Vanassche F, et al. Latex-induced occupational asthma: time trend in incidence and relationship with hospital glove policies. Allergy 2009; 64: 415-20.
52) Palosuo T, Antoniadou I, Gottrup F, et al. Latex medical gloves: time for a reappraisal. Int Arch Allergy Immunol 2011; 156: 234-46.
53) deShazo RD, Kemp SF. Allergic reactions to drugs and biologic agents. JAMA 1997; 278: 1895-906.
54) Renaudin JM, Beaudouin E, Ponvert C, et al. Severe drug-induced anaphylaxis: analysis of 333 cases recorded by the Allergy Vigilance Network from 2002 to 2010. Allergy 2013; 68: 929-37.
55) 山口正雄. 薬物アレルギー. 薬事 2010; 52: 685-9.
56) 堀川達弥. 薬物によるアナフィラキシー. 薬事 2014; 56: 2141-5.

57) Aun MV, Blanca M, Garro LS, et al. Nonsteroidal anti-inflammatory drugs are major causes of drug-induced anaphylaxis. J Allergy Clin Immunol: In Practice 2014; 2: 414-20.
58) Faria E, Rodrigues-Cernadas J, Gaspar A, et al. Drug-induced anaphylaxis survey in Portuguese Allergy Departments. J Investig Allergol Clin Immunol 2014; 24: 40-8.
59) Pumphrey RS. Fatal anaphylaxis in the UK, 1992-2001. Novartis Found Symp 2004; 257: 116-28.
60) Vultaggio A, Matucci A, Nencini F, et al. Drug-specific Th2 cells and IgE antibodies in a patient with anaphylaxis to rituximab. Int Arch Allergy Immunol 2012; 159: 321-6.
61) 髙橋信夫. 診断薬 (蛍光造影, 点眼麻酔薬, 散瞳薬など) の副作用. あたらしい眼科 200; 17: 1325-9.
62) Ha SO, Kim DY, Sohn CH, et al. Anaphylaxis caused by intravenous fluorescein: clinical characteristics and review of literature. Intern Emerg Med 2014; 9: 325-30.
63) 眼底血管造影実施基準委員会. 眼底血管造影実施基準. 日本眼科学会雑誌 2011; 115: 67-75.
64) 清水智治, 遠藤善裕, 目片英治ほか. 抗癌剤によるアナフィラキシーショックの現状—アンケート調査の報告—. Shock 2007; 22: 41-8.
65) Markman M, Kennedy A, Webster K, et al. Paclitaxel-associated hypersensitivity reactions: experience of the gynecologic oncology program of the Cleveland Clinic Cancer Center. J Clin Oncol 2000; 18: 102-5.
66) Syrigou E, Syrigos K, Saif MW. Hypersensitivity reactions to oxaliplatin and other antineoplastic agents. Curr Allergy Asthma Rep 2008; 8: 56-62.
67) Pagani M. The complex clinical picture of presumably allergic side effects to cytostatic drugs: symptoms, pathomechanism, reexposure, and desensitization. Med Clin North Am 2010; 94: 835-52, xiii.
68) Zanotti KM, Belinson JL, Kennedy AW, et al. Treatment of relapsed carcinoma of the ovary with single-agent paclitaxel following exposure to paclitaxel and platinum employed as initial therapy. Gynecol Oncol 2000; 79: 211-5.
69) Laxenaire MC. Epidemiology of anesthetic anaphylactoid reactions. Fourth multicenter survey (July 1994-December 1996). Ann Fr Anesth Reanim 1999; 18: 796-809.
70) Baldo BA, Fisher MM. Anaphylaxis to muscle relaxant drugs: cross-reactivity and molecular basis of binding of IgE antibodies detected by radioimmunoassay. Mol Immunol 1983; 20: 1393-400.
71) Thacker MA, Davis FM. Subsequent general anaesthesia in patients with a history of previous anaphylactoid/anaphylactic reaction to muscle relaxant. Anaesth Intensive Care 1999; 27: 190-3.

72) Reitter M, Petitpain N, Latarche C, et al. Fatal anaphylaxis with neuromuscular blocking agents: a risk factor and management analysis. Allergy 2014; 69: 954-9.
73) Laroche D, Namour F, Lefrancois C, et al. Anaphylactoid and anaphylactic reactions to iodinated contrast material. Allergy 1999; 54: 13-6.
74) Gueant JL, Aimone-Gastin I, Namour F, et al. Diagnosis and pathogenesis of the anaphylactic and anaphylactoid reactions to anaesthetics. Clin Exp Allergy 1998; 28 Suppl 4: 65-70.
75) Ducart AR, Watremez C, Louagie YA, et al. Propofol-induced anaphylactoid reaction during anesthesia for cardiac surgery. J Cardiothorac Vasc Anesth 2000; 14: 200-1.
76) Laxenaire MC, Mata-Bermejo E, Moneret-Vautrin DA, et al. Life-threatening anaphylactoid reactions to propofol (Diprivan). Anesthesiology 1992; 77: 275-80.
77) Cunha BA. Antibiotic side effects. Med Clin North Am 2001; 85: 149-85.
78) Joint Task Force on Practice Parameters, the American Academy of Allergy, Asthma and Immunology and the Joint Council of Allergy, Asthma and Immunology. Executive summary of disease management of drug hypersensitivity: a practice parameter. Ann Allergy Asthma Immunol 1999; 83: 665-700.
79) Holland KD. Efficacy, pharmacology, and adverse effects of antiepileptic drugs. Neurol Clin 2001; 19: 313-45.
80) 元塚朗子, 東藤義公, 村上誠一. エンフルレン（エトレン）によるアナフィラキシー様反応の経験. 麻酔 1988; 37: 1382-7.
81) Slegers-Karsmakers S, Stricker BH. Anaphylactic reaction to isoflurane. Anaesthesia 1988; 43: 506-7.
82) Bodman R. Skin sensitivity to halothane vapour. Br J Anaesth 1979; 51: 1092.
83) Malamed SF, Sykes P, Kubota Y, et al. Local anesthesia: a review. Anesth Pain Control Dent 1992; 1: 11-24.
84) Adriani J, Zepernick R. Allergic reactions to local anesthetics. South Med J 1981; 74: 694-9.
85) McCaughey W. Adverse effects of local anaesthetics. Drug Saf 1992; 7: 178-89.
86) Ruzicka T, Gerstmeier M, Przybilla B, et al. Allergy to local anesthetics: comparison of patch test with prick and intradermal test results. J Am Acad Dermatol 1987; 16: 1202-8.
87) Amano K. Clinical study of patients with positive reactions in patch tests with local anesthetics. Nippon Ika Daigaku Zasshi 1997; 64: 139-46.
88) Kanerva L, Alanko K, Estlander T, et al. Inconsistent intracutaneous and patch test results in a patient allergic to mepivacaine and prilocaine. Contact Dermatitis 1998; 39: 197-9.
89) Cuesta-Herranz J, de las Heras M, Fernandez M, et al. Allergic reaction caused by local anesthetic agents belonging to the amide group. J Allergy Clin Im-

munol 1997; 99: 427-8.
90) Brown DT, Beamish D, Wildsmith JA. Allergic reaction to an amide local anaesthetic. Br J Anaesth 1981; 53: 435-7.
91) Kajimoto Y, Rosenberg ME, Kytta J, et al. Anaphylactoid skin reactions after intravenous regional anaesthesia using 0.5% prilocaine with or without preservative—a double-blind study. Acta Anaesthesiol Scand 1995; 39: 782-4.
92) Pollack CV Jr, Swindle GM. Use of diphenhydramine for local anesthesia in "caine"-sensitive patients. J Emerg Med 1989; 7: 611-4.
93) Palmiere C, Comment L, Mangin P. Allergic reactions following contrast material administration: nomenclature, classification, and mechanisms. Int J Legal Med 2014; 128: 95-103.
94) Brockow K. Immediate and delayed reactions to radiocontrast media: is there an allergic mechanism? Immunol Allergy Clin North Am 2009; 29: 453-68.
95) Kim MH, Lee SY, Lee SE, et al. Anaphylaxis to iodinated contrast media: clinical characteristics related with development of anaphylactic shock. PloS one 2014; 9: e100154.
96) Federle MP, Willis LL, Swanson DP. Ionic versus nonionic contrast media: a prospective study of the effect of rapid bolus injection on nausea and anaphylactoid reactions. J Comput Assist Tomogr 1998; 22: 341-5.
97) Wang CL, Cohan RH, Ellis JH, et al. Frequency, outcome, and appropriateness of treatment of nonionic iodinated contrast media reactions. AJR Am J Roentgenol 2008; 191: 409-15.
98) Prince MR, Zhang H, Zou Z, et al. Incidence of immediate gadolinium contrast media reactions. AJR Am J Roentgenol 2011; 196: W138-43.
99) Galera C, Pur Ozygit L, Cavigioli S, et al. Gadoteridol-induced anaphylaxis—not a class allergy. Allergy 2010; 65: 132-4.
100) Stellato C, Marone G. Mast cells and basophils in adverse reactions to drugs used during general anesthesia. Chem Immunol 1995; 62: 108-31.
101) Stellato C, Adkinson NF Jr. Pathophysiology of contrast media anaphylactoid reactions: new perspectives on an old problem. Allergy 1998; 53: 1111-3.
102) Genovese A, Stellato C, Patella V, et al. Contrast media are incomplete secretagogues acting on human basophils and mast cells isolated from heart and lung, but not skin tissue. Int J Clin Lab Res 1996; 26: 192-8.
103) Harle DG, Baldo BA, Fisher MM. Cross-reactivity of metocurine, atracurium, vecuronium and fazadinium with IgE antibodies from patients unexposed to these drugs but allergic to other myoneural blocking drugs. Br J Anaesth 1985; 57: 1073-6.
104) Lieberman PL, Seigle RL. Reactions to radiocontrast material. Anaphylactoid events in radiology. Clin Rev Allergy Immunol 1999; 17: 469-96.
105) Brockow K, Romano A, Aberer W, et al. Skin testing in patients with hyper-

sensitivity reactions to iodinated contrast media—a European multicenter study. Allergy 2009; 64: 234-41.
106) Caimmi S, Benyahia B, Suau D, et al. Clinical value of negative skin tests to iodinated contrast media. Clin Exp Allergy 2010; 40: 805-10.
107) Palmiere C, Bonetti LR. Risk factors in fatal cases of anaphylaxis due to contrast media: a forensic evaluation. Int Arch Allergy Immunol 2014; 164: 280-8.
108) Panto PN, Davies P. Delayed reactions to urographic contrast media. Br J Radiol 1986; 59: 41-4.
109) Hash RB. Intravascular radiographic contrast media: issues for family physicians. J Am Board Fam Pract 1999; 12: 32-42.
110) Cohan RH, Leder RA, Ellis JH. Treatment of adverse reactions to radiographic contrast media in adults. Radiol Clin North Am 1996; 34: 1055-76.
111) Courvoisier S, Bircher AJ. Delayed-type hypersensitivity to a nonionic, radiopaque contrast medium. Allergy 1998; 53: 1221-4.
112) Lio PA, Kaye ET. Topical antibacterial agents. Infect Dis Clin North Am 2009; 23: 945-63, ix.
113) Okazawa H, Aihara M, Nagatani T, et al. Allergic contact dermatitis due to ethyl alcohol. Contact Dermatitis 1998; 38: 233.
114) Ophaswongse S, Maibach HI. Alcohol dermatitis: allergic contact dermatitis and contact urticaria syndrome. A review. Contact Dermatitis 1994; 30: 1-6.
115) Storer E, Marshman G, Kupa A. Contact dermatitis to alcohol swabs masquerading as vaccine allergy. Australas J Dermatol 2004; 45: 149-50.
116) Vujevich J, Zirwas M. Delayed hypersensitivity to isopropyl alcohol. Contact Dermatitis 2007; 56: 287.
117) Weidinger S, Ring J, Kohn FM. IgE-mediated allergy against human seminal plasma. Chem Immunol Allergy 2005; 88: 128-38.
118) Tomitaka A, Suzuki K, Akamatsu H, et al. Anaphylaxis to human seminal plasma. Allergy 2002; 57: 1081-2.
119) Bacal E, Patterson R, Zeiss CR. Evaluation of severe (anaphylactic) reactions. Clin Allergy 1978; 8: 295-304.
120) Kuhlen JL, Virkud YV. Pathogenesis, newly recognized etiologies, and management of idiopathic anaphylaxis. Discov Med 2015; 19: 137-44.
121) Lieberman PL. Idiopathic anaphylaxis. Allergy Asthma Proc 2014; 35: 17-23.
122) Fenny N, Grammer LC. Idiopathic anaphylaxis. Immunol Allergy Clin North Am 2015; 35: 349-62.
123) 石井芳樹．昆虫および動物によるアナフィラキシー．アレルギー・免疫 2013; 20: 1164-75.
124) 内田義孝，知行　杣，永田　真．虫刺されアレルギー．治療 2012; 94: 1924-9.
125) 山口悦郎，横江徳仁．昆虫アレルギー．医学と薬学 2015; 72: 1489-96.

# 第2章 アナフィラキシーの症状・所見および臨床診断と病態生理

## A アナフィラキシーの臨床症状・所見

初期症状

迷走神経反射

皮膚所見

アナフィラキシー

　初期症状としては，死んでいくような不安な感じ，金属臭様の味，倒れそうな感じ，めまい感，発汗が見られることが多い。これらの症状は，心因性反応，迷走神経反射などでよく見られる症状（血圧低下，顔面蒼白，虚脱，吐き気，嘔吐，発汗など）に類似しているので鑑別が必要である。しかし，患者がこれらの症状を訴えたときには，アナフィラキシーの発症の可能性があるため，その病状の進行の有無を十分に観察する。迷走神経反射時の症状とは，皮膚所見（蕁麻疹，瘙痒，発赤，血管浮腫など）の有無により鑑別できる。一般的には，ほとんどの症例で30分以内にアナフィラキシーが発症するので，少なくとも30分間は厳密に観察する（表1）。アナフィラキシーの場合にはさらに進行し，顔面蒼白，目の痒み，結膜の腫脹，流涙が見られ，皮膚症状として，紅斑，発赤，瘙痒，血管浮腫，蕁麻疹が見られるようになる。鼻症状としては，鼻の瘙痒，鼻閉，鼻水が見られ，口唇および舌の腫脹と顔面浮腫が発現してくる。されに進行すれば，消化器症状（悪心，嘔吐，腹痛，下痢），循環器症状（血圧低下，頻脈または徐脈，不整脈，前胸部痛，循環虚脱），呼吸器症状（上気道浮腫，嗄声，喉頭絞扼感，喘鳴，呼吸困難，頻脈，胸部絞扼感，気管支痙攣，ラ音聴取，呼吸停止），中枢神経症状として昏迷，意識喪失，痙攣が見られる（表2，図1）。重篤なアナフィラキシーでは，これらの症状・所見の進行は非常に速く，一般

表1　アナフィラキシーの症状および所見

**皮膚，皮下組織，粘膜 a,b,c**
　　潮紅，瘙痒，蕁麻疹，血管性浮腫，麻疹様発疹
　　眼瞼周囲の瘙痒・紅斑・浮腫，結膜紅斑，流涙
　　口唇・舌・口蓋・外耳道の瘙痒，口唇・舌・口蓋垂の浮腫

**呼吸器系 a**
　　鼻の瘙痒・充血，鼻水，くしゃみ
　　喉の瘙痒：閉塞感，発声障害，嗄声，上気道狭窄音，乾性断続性咳
　　下気道：呼吸の増加，息切れ，胸部圧迫感，咳嗽，喘鳴／気管支痙攣，最大呼気流量の減少
　　チアノーゼ
　　呼吸停止

**消化器系 a**
　　腹痛，悪心，嘔吐，下痢，嚥下障害

**心血管系 a**
　　前胸部痛
　　頻脈，徐脈（頻度は少ない），不整脈，動悸
　　血圧低下，倒れるような感覚，尿失禁，便失禁，ショック
　　心停止

**中枢神経系 a**
　　死んでいくような感覚，落ち着きがなくなる（乳幼児，突然行動の変化，すなわち怒りっぽくなる，遊びをやめる，両親に甘える，拍動性頭痛，精神状態の変化，めまい，昏迷，視野狭窄

**その他 a**
　　口腔内の金属味
　　女性では子宮収縮による腹痛と出血

a：症状と所見が突然発症することがアナフィラキシーの特徴
b：表に所見と症状を記載した目的は，アナフィラキシーの発症を迅速に認識するためであり，また多臓器にわたる障害が急速進展する可能性を示すためである．重症度分類を示す目的ではない．
c：アナフィラキシーの患者では，皮膚・粘膜症状は 80〜90％，呼吸器系の所見は 70％まで，消化器系は 45％まで，心血管系は 45％まで，中枢神経系は 15％までの頻度である．症状の発現様式は患者ごとに違い，同じ患者ですらアナフィラキシーの発症ごとに違う．

(Simons FER, Ardusso L R, Dimov V, et al. World Allergy Organization Anaphylaxis Guidelines: 2013 update of the evidence base. Int Arch Allergy Immunol 2013; 162: 193-204 より引用)

的に原因薬物の投与後，数秒もしくは数分以内に症状の悪化が見られる．一方，時間の単位で徐々に症状が発現してくる症例もある．

**標的臓器**　アナフィラキシー時の標的臓器は，皮膚（90％），肺（70％），消化器系（30〜45％），心血管系（10〜45％），中枢神経系（10〜15％）であり，多くの化学伝達物質が病態形成に寄与している．アナフィラキシー

**初発症状・所見**　症例の初発症状・所見の頻度を**表2**に示す[1]．すべてのアナフィラキ

## アナフィラキシーの症状・所見および臨床診断と病態生理 第2章

#### 表2 1,865名の患者の分析結果からの初発症状・所見（薬物を含めたすべてのアナフィラキシー）

| | |
|---|---|
| **皮膚所見** | |
| 　蕁麻疹および血管浮腫 | 85～90% |
| 　紅潮 | 45～55% |
| 　発疹はなく瘙痒のみ | 2～5% |
| **呼吸器症状** | 40～60% |
| 　呼吸困難，喘鳴 | 45～50% |
| 　上気道浮腫 | 50～60% |
| **鼻炎** | 15～20% |
| **めまい，失神，血圧低下** | 30～35% |
| **腹部症状** | |
| 　嘔気，嘔吐，下痢，腹痛 | 25～30% |
| **そのほか** | |
| 　頭痛 | 5～8% |
| 　胸部不快感 | 4～6% |
| 　痙攣 | 1～2% |

〔The diagnosis and management of anaphylaxis: an updated practice parameter. J Allergy Clin Immunol 2005; 115(3 Suppl): S483-523 より引用〕

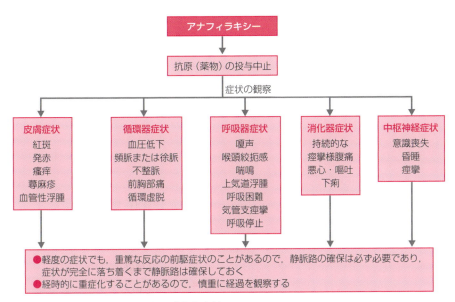

図1　アナフィラキシーの臓器別臨床症状

### 表3 アナフィラキシー患者601名の症状・所見（薬物を含めたすべてのアナフィラキシー）

| | |
|---|---|
| 皮膚所見 | ＞90％ |
| 　　蕁麻疹および血管性浮腫 | 88％ |
| 　　紅潮 | 5％ |
| 　　発疹はなく瘙痒のみ | 2〜5％ |
| 呼吸器症状 | 55〜60％ |
| 　　呼吸困難，喘鳴 | 45〜50％ |
| 　　上気道浮腫 | ＞25％ |
| めまい，失神，血圧低下，かすみ目 | 30〜35％ |
| 腹部症状 | |
| 　　嘔気，嘔吐，下痢，腹痛 | 25〜30％ |
| そのほか | |
| 　　頭痛 | 5〜8％ |
| 　　胸骨下疼痛 | 5％ |
| 　　痙攣 | 1〜2％ |

(Webb LM, Lieberman P. Anaphylaxis: a review of 601 cases. Ann Allergy Asthma Immunol 2006; 97: 39-43 より引用)

症状・所見

皮膚症状
血管性浮腫

喉頭・咽頭浮腫
呼吸器症状

循環器症状

アレルギー性冠症候群

シーを含めた601名の症状・所見の頻度を示す（表3）。女性においては，昆虫刺傷によるアナフィラキシーでは突然の生理様出血と子宮収縮が起こることがある[2]。皮膚症状は90％以上に認められ，アナフィラキシーを診断するときには重要な所見である。血管性浮腫は重篤なアナフィラキシーショックでの死亡原因の大きな要因である。重症アナフィラキシーショックの生存症例では，口唇・顔面浮腫と四肢の浮腫が多いが，死亡症例では喉頭・咽頭浮腫や舌の浮腫の発現頻度が高い。呼吸器症状は40〜60％に見られ，喉咽頭浮腫が見られたときには早期の積極的な気道確保が重要であり，浮腫の進行が見られるときには気管挿管や甲状輪状靱帯切開が必要となる。循環器症状は30〜35％見られ，アナフィラキシー時のアレルギー性急性冠症候群では，10年間の後ろ向き研究で前胸部痛が15％，不整脈が7％に発現する[3]。麻酔中のデータにおける非免疫学的アナフィラキシーでは，免疫学的アナフィラキシーに比べ皮膚症状以外の症状の発現頻度は低く，重症度も低い傾向がある。IgEアナフィラキシーと非免疫学的アナフィラキシーでは，それぞれの

**表4** 麻酔中のIgEアナフィラキシーと非免疫学的アナフィラキシーにおける臨床症状，トリプターゼ濃度，アレルギーの既往歴の頻度

| 臨床症状・トリプターゼ値<br>アレルギーの既往歴 | IgEアナフィラキシー（%） | 非免疫学的アナフィラキシー（%） |
|---|---|---|
| 皮膚症状 | 70.24 | 95.34 |
| 　紅斑 | 47.27 | 68.41 |
| 　蕁麻疹 | 20.31 | 25.62 |
| 　血管性浮腫 | 11.08 | 8.30 |
| 心血管症状 | 84.01 | 36.39 |
| 　血圧低下 | 21.86 | 20.14 |
| 　循環虚脱 | 54.9 | 10.57 |
| 　心停止 | 5.34（n＝97） | 0.29（n＝2） |
| 気管支痙攣 | 41.35 | 19.29 |
| トリプターゼ中央値（$\mu g \cdot l^{-1}$） | 45 | 6 |
| 　　　（範囲） | （1-1020） | （1-106） |
| 既往歴 | | |
| 　喘息 | 9.90 | 8.0 |
| 　薬物アレルギー | 18.54 | 16.10 |
| 　食物アレルギー | 8.49 | 3.64 |

1987年1月1日から2004年12月31日までのフランスでの統計からのデータ。IgEアナフィラキシーは非免疫学的アナフィラキシーに比べ心血管虚脱の頻度が高く，また気管支痙攣の発現頻度も高い。IgEアナフィラキシーは非免疫学的アナフィラキシーより重篤な症状・所見が発現する。
(Mertes PM, Alla F, Trechot P, et al. Anaphylaxis during anesthesia in France: an 8-year national survey. J Allergy Clin Immunol 2011; 128: 366-73 より引用)

　　　　　　症状の発現頻度は，心循環器症状は84.01%，36.39%，気管支痙攣は41.35%，19.29%である（**表4**）[4]。一般的なアナフィラキシーも同様な傾向を示す。

高齢者　　　高齢者では，心血管系の症状が発現することが多く，薬物と昆虫刺傷がアレルゲンとして多い。若年者では呼吸器症状の発現が多く，アレルゲンとしては食物が多い。10年間の294名のアナフィラキシー患者のうち41%がショック症状を示し，ショック症状を呈した患者では高齢者が多く，造影剤や薬物が原因であり，典型的な初期症状としては，失神，めまい，チアノーゼである。ショックを示さなかった患者（59%）

若年者

ショック症状

はより若年層が多く，初期症状では心血管系症状よりは呼吸器系症状が多く，原因は食物である[5]。食物以外でも抗生物質や鎮痛薬などの薬物，ラテックスなどが原因となる。昆虫刺傷は，アレルギー反応よりも局所反応のほうが強い傾向がある。

**死亡原因**
**DIC**

　アナフィラキシーの死亡原因は，窒息（気管支痙攣，上気道の浮腫・閉塞）が45％，ショックが41％，原因不明が9％，DICが3％，アドレナリン過量投与が2％である[6]。

**小児のアナフィラキシー**
**症状・所見**

　小児のアナフィラキシーの原因としては食物がもっとも多く，薬物やラテックスは少ない[7]。小児のアナフィラキシー時の症状・所見を**表5**に示す[8]。皮膚症状は96.7％，呼吸器系症状は89.1％，消化器系症状は29.7％であり，循環器系症状・所見は成人と比べて少なく，小児では初期症状として循環器症状を示すことはまれであり，重篤な症例の場合のみである。日本での食物アナフィラキシーの症状は，皮膚88％，呼吸器症状30％，循環器症状10％であるが，小児の食物アナフィラキシー117症例では，皮膚97％，呼吸器症状95％，消化器症状70％，神経系40％，血圧低下・循環器症状29％である[9]。

**食物アレルギー**

　小児のIgE介在性アレルギーでは，アレルゲンの曝露から普通は2時間以内に症状が発現するが，食物アレルギーでは30分以内に症状が発現することが多く，薬物や昆虫刺傷より早い。特に手掌，足，頭部の瘙痒がアナフィラキシーの初期症状として発現するが，皮膚症状がない進行性のアナフィラキシーもあることを十分に認識することが重要である[10]。小児でのアナフィラキシーでもっとも懸念すべき症状は，気管支痙攣である。喉頭浮腫による上気道症状，すなわち喘鳴や発語障害，失声，呼吸困難はアナフィラキシーの重篤さを表わしているので，十分に注意すべきである。小児アのナフィラキシーの初期症状として，血圧低下やショックはあまり多くない[10]。小児での食物によるアナフィラキシーの主なリスクファクターは喘息の既往歴であり，アナフィラキシーでの死亡症例のほとんどが喘息患者である。また，重症型のアトピー患者でのアナフィラキシーは重症化しやすい。

**気管支痙攣**

**喘息の既往歴**
**重症型のアトピー**

**乳幼児のアナフィラキシー**

　2歳以下の乳幼児でのアナフィラキシーの臨床診断は，2臓器以上に

## 表5 小児でのアナフィラキシーの発現症状

| 症状 | | N=64 n | % | 初発症状 N=57 n | % |
|---|---|---|---|---|---|
| 皮膚症状 | | 62 | 96.7 | 37 | 64.9 |
| | 蕁麻疹 | 21 | 37.5 | | |
| | 血管性浮腫 | 42 | 65.6 | | |
| | 四肢の浮腫 | 3 | 4.7 | | |
| | 紅潮 | 27 | 42.2 | | |
| | 瘙痒 | 22 | 34.4 | | |
| | 全身性蕁麻疹 | 17 | 26.6 | | |
| 呼吸器系 | | 57 | 89.1 | 24 | 42.1 |
| 上気道 | | 36 | 56.2 | 16 | 28.1 |
| | 鼻炎 | 13 | 20.3 | | |
| | 喉の瘙痒 | 11 | 17.2 | | |
| | 嗄声 | 4 | 6.2 | | |
| | 嚥下困難 | 18 | 28.1 | | |
| | 唾液流出 | 6 | 9.4 | | |
| 下気道 | | 43 | 67.2 | 6 | 10.5 |
| | 呼吸困難 | 39 | 60.9 | | |
| | 喘鳴 | 14 | 21.8 | | |
| 消化器系 | | 19 | 29.7 | 5 | 8.8 |
| | 口腔内瘙痒 | 3 | 4.7 | | |
| | 悪心 | 6 | 9.4 | | |
| | 嘔吐 | 10 | 15.6 | | |
| | 下痢 | 8 | 12.5 | | |
| | 腹痛 | 8 | 12.5 | | |
| 心血管系 | | 14 | 21.8 | 1 | 1.8 |
| | 血圧低下 | 5 | 7.8 | | |
| | 循環虚脱 | 3 | 4.7 | | |
| | 末梢チアノーゼ | 7 | 10.9 | | |
| 神経系/行動 | | 19 | 29.7 | | |
| | 興奮 | 9 | 14.1 | | |
| | 虚脱 | 8 | 12.5 | | |
| | 頭痛 | 1 | 1.6 | | |
| | 視覚異常 | 1 | 1.6 | | |

(De Swert LF, Bullens D, Raes M, et al. Anaphylaxis in referred pediatric patients: demographic and clinical features, triggers, and therapeutic approach. Eur J Pediatr 2008; 167: 1251-61 より引用)

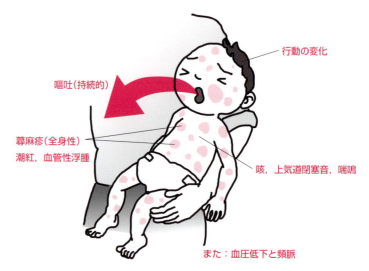

**図2 乳児のアナフィラキシーの症状**

2歳以下の小児のアナフィラキシーの臨床診断は，2臓器以上にわたる症状により行う。典型的な症状は，全身性の蕁麻疹，咳，喘鳴，持続的嘔吐である。乳児のアナフィラキシーでは，呼吸器症状がショックや血圧低下より起こりやすく，初期には血圧低下よりは頻脈を示す。
〔Simons FER, Sampson HA. Anaphylaxis: unique aspects of clinical diagnosis and management in infants（birth to age 2 years）. J Allergy Clin Immunol 2015; 135: 1125-31 より改変引用〕

わたる症状により行う。典型的な症状は，全身性の蕁麻疹，咳，喘鳴，持続的嘔吐である。乳児のアナフィラキシーでは，呼吸器症状がショックや血圧低下より起こりやすく，初期には血圧低下よりは頻脈を示す（図2）[11]。乳幼児では食物アレルギーの頻度がもっとも高く，直接的な食物の摂取後にアナフィラキシーが発症するのみならず，間接的な母乳の摂取や，まれではあるが食物や吐物の皮膚への接触，抗原食物の料理時の湯気を吸入することによりアナフィラキシーを発症することがある[11]。

アナフィラキシーの症状・所見および臨床診断と病態生理 第2章

## B アナフィラキシー時の病態生理

脱顆粒
ヒスタミン
ロイコトリエン
トロンボキサン
キニン
プロスタグランジン
化学伝達物質
アナフィラキシーの病態

　特異抗原が肥満細胞・好塩基球と反応し脱顆粒が起こり，ヒスタミンやロイコトリエン（leukotriene：LT），トロンボキサン，キニン，プロスタグランジン（prostaglandin：PG），血小板活性化因子などの多くの化学伝達物質が放出される。これらの化学伝達物質は，肺では気管支痙攣，上気道浮腫，粘液分泌，好酸球増多，心では冠血管収縮，心筋変力作用の変化，末梢血管では血管拡張，浮腫，透過性の亢進などを起こし，アナフィラキシーの病態が完成する（表6）。皮膚症状として紅斑，発赤，瘙痒，血管浮腫，蕁麻疹，鼻症状として鼻の瘙痒，鼻閉，鼻水が見られ，口唇および舌の腫脹，顔面浮腫が発現する。気管支痙攣に密接に関与するものとしては，ヒスタミン，ロイコトリエン，トロンボキサン，PGなどがある。$H_1$受容体の刺激による平滑筋の収縮により気管支痙攣が起こり，喘鳴や呼吸困難が生じる。また，$H_1$受容体の刺激により粘液の粘度が増加し，$H_2$受容体の刺激で粘液の産生が増加し，鼻水や気管支粘液分泌増加が生じる。$PGF_2$は気管支収縮，末梢血管拡張，冠動脈収縮を起こす。$PGF_2$以外のPG類は気管支収縮作用がある。トロンボキサン$A_2$も気管支収縮，血管収縮を起こす。LTC 4とLTD 4はヒスタミンの100倍の気管支収縮作用があり，LTE 4は10倍の作用がある。このように多くの化学伝達物質が気管支痙攣を起こす作用を持ち，その放出の程度はアナフィラキシーの重症度に依存している[12]。気道の浮腫や気管支痙攣のために二次的に生じる症状としては，呼吸困難，喘鳴（45～59%）や発声困難（20～50%），鼻水（8～20%）などが見られる。

末梢血管拡張
毛細血管透過性亢進
有効循環血液量

　アナフィラキシーショックでは，末梢血管拡張と毛細血管透過性亢進により，反応発症後10分までに循環血液が50%までに血管外に漏出することがある[13]。17名のアナフィラキシーショック患者におけるヘマトクリット値上昇のデータより，血漿の喪失が20.2～37%（1～2$l$）に及ぶとFisherら[14]は報告している。アナフィラキシーショックの初期には，有効循環血液量の減少は20～50%に及び，重篤な有効循環血液

57

### 表6　アナフィラキシーショックの主な病態生理学的変化

**明らかに証明されている所見**
　血液成分の血管外漏出により生じる血液濃縮，循環血液量の減少，右心静脈還流の減少，これらによる充満圧減少による心拍出量の低下（前負荷の低下）

**ヒトでは証明されていないが動物実験の結果，ボランティアによるヒスタミン投与実験，化学伝達物質の作用，ヒトアナフィラキシーでの間接的な生理学的観察により支持されている所見**
　静脈拡張とそれに伴う血液貯留，そのことによる右心静脈還流の減少
　心筋収縮力の減少と同時に発現する静脈還流の減少による心拍出量の低下
　覚醒患者における徐脈傾向，それによる心収縮力の減少
　肺血管抵抗の早期の一時的な増加，そのための左心への静脈還流の障害による心拍出量の低下
　脈圧拡大により示される早期の細動脈拡張とそれによる血圧低下（しかし，発症早期では細動脈緊張の増加が主であるために体血管抵抗は増加している）

**一般的でない，または推測されている所見（症例報告，推測，考えられる機序による）**
　心電図でのＳＴ間部の非特異的な変化を伴う重篤な広範な心収縮力の抑制（アドレナリンに反応しない），この状態はおそらく基礎に心疾患があるか，β遮断薬を服用しているかの症例である
　静脈系の拡張とともに細動脈の拡張
　冠動脈痙攣とプラーク剥離による冠血管虚血

（Brown SG. The pathophysiology of shock in anaphylaxis. Immunol Allergy Clin North Am 2007; 27: 165-75, v より一部改変引用）

　　量低下性ショックの病態に陥っている。有効血液循環量の減少は，レニン－アンギオテンシンを活性化し，そして代償性のカテコールアミンの放出を起こし，さまざまな臨床症状を呈する。特に全身性蕁麻疹様発赤を伴うときには急速な輸液が必要であり，時には数リットルの輸液が必要なこともある。
　　アナフィラキシーショックの病態は，末梢静脈拡張と血液成分の血管外漏出による静脈還流の減少による循環血液量減少性－血液分布異常性ショックに心機能抑制を伴う混合性ショックである。気管支痙攣は左室充満容量を減少させ，これらの病態が相まって重度な血圧低下を起こす。アナフィラキシー時には頻脈になることが多いが，以前に考えられていた以上に徐脈が見られる。昆虫刺傷や筋弛緩薬によるアナフィラキシーでは，12～30％が徐脈を伴っている。
　　心臓はアナフィラキシーの標的臓器である。併発症として心疾患また

循環血液量減少性－血液分布異常性ショック

頻脈

徐脈

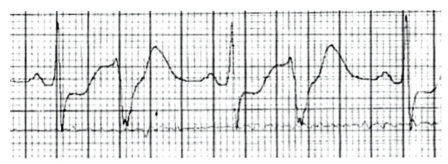

**図3　アナフィラキシー時のアレルギー性急性冠症候群と不整脈**

60歳，女性。プロポフォール 70 mg，ロクロニウム 30 mg での導入1分後に頸動脈と橈骨動脈は触知不能となり，全身の紅斑と顔面浮腫を認めた。心電図では，二段脈，心室性不整脈，QRS の拡大と ST 低下で虚血性変化を示した。心エコー所見では，左室下壁のびまん性壁運動低下が見られた。血圧回復後，不整脈・心虚血所見は回復し一過性のものであった。トリプターゼ値：ショック発症後 28.4 μg/l，12 時間後 23.4 μg/l，24 時間後 6.7 μg/l（自験症例）。本症例は心疾患の既往歴はなかった。

アレルギー性急性冠症候群

ヒト心臓肥満細胞

血小板活性化因子

は冠動脈疾患がない患者においても，アレルギー性急性冠症候群が発現する（図3）。ヒト心臓肥満細胞（human heart mast cell：HHMC）は，アナフィラキシー時の重要な反応細胞であり，HHMC の脱顆粒は心肺機能障害と死亡に関して重要な役割を果たしている[15]。HHMC は血管周囲，心筋線維や動脈内膜に多く局在し，アナフィラキシー時に脱顆粒し，放出されたヒスタミンや LTC 4，$PGD_2$ などにより冠動脈攣縮や心筋障害を起こす。血小板活性化因子（platelet-activating factor：PAF）は冠血管血流の激しい減少を起こし，心筋収縮力を有意に減少させる。虚血性心疾患や拡張型心筋症，アテローム性疾患では HHMC が増加している。このような併発症を有する患者でアナフィラキシーが発症したときには，心機能障害が強く発現する。また，HHMC は造影剤や筋弛緩薬により直接的に活性化され，非免疫学的アナフィラキシーを惹起する[16]。アナフィラキシー時の血圧低下は，PAF とヒスタミンによる心拍出量の低下によるものであり，末梢血管拡張のみによるものではない[17]。

アナフィラキシーショック時の急性冠症候群（アレルギー性狭心症／心筋梗塞；Kounis syndrome）での症状は，典型的な前胸部痛，呼吸困難，動悸，吐き気，嘔吐，失神，蕁麻疹，瘙痒，大量発汗，顔色蒼白，

**アレルギー性急性冠症候群**

**Kounis I 型**

虚脱，時には徐脈を示す．アレルギー性急性冠症候群は，冠動脈疾患のない患者では，冠血管攣縮を発症し，血管内膜機能不全により血管攣縮から心筋虚血が起き，心筋梗塞に進むこともある（Kounis I 型）．アテローム性疾患がある患者では，血管攣縮とアテローム性プラークの破裂が起こる．プラークの破裂は，肥満細胞からのキマーゼやトリプターゼのようなタンパク分解酵素により，プラーク被覆コラーゲンの破壊に至る．さらにセロトニンやブラジキニン，LT，トロンボキサンなどが血小板凝集に関与し冠血管閉塞がさらに進行し，急性心筋梗塞を発症する

**Kounis II 型**

（Kounis II 型）[18]．アナフィラキシー時に放出される化学伝達物質により心臓，特に冠動脈が一次的な標的臓器となる．血清トロポニンの上昇を伴った Kounis 症候群では，補液と血管作動薬の治療のみでは反応しないので，冠動脈狭窄に対する治療が必要である[17]．

　化学伝達物質の作用により消化器症状は悪心，嘔吐，腹痛，下痢が発現し，中枢神経系では昏迷，意識喪失，痙攣などが発現するが，これらの病態生理は明確になっていない．

　全身麻酔中はどの時期でもアナフィラキシーの起こる可能性があるが，約 90％は導入時に見られる[19]．約 50％は循環器系の初発症状（血圧低下，循環虚脱，心停止）によりアナフィラキシーと気づくことが多い[20]．術中に説明のつかない循環虚脱や気管支痙攣があるときには，患者の体がすべて覆布で隠れて皮膚所見を見逃す可能性があるため，必ず覆布をめくって皮膚所見を確かめる．IgE アナフィラキシー時と非免疫学的アナフィラキシー時での皮膚症状・所見の発現頻度に差はないが，IgE アナフィラキシー時の循環虚脱と気管支痙攣の発現頻度は非免疫学的アナフィラキシーに比べ高く重篤な症例が多い．心停止の発現頻度は，圧倒的に IgE アナフィラキシーが多い．アナフィラキシー発症の頻度に既往歴の有無は関連ない（**表4**）[4]．

## C アナフィラキシーの診断基準

診断基準

皮膚・粘膜所見

アナフィラキシーの診断には**表7**の診断基準が世界的に広く用いられている[21]。アナフィラキシーの診断では，皮膚・粘膜所見がもっとも重要であり（**図4**），皮膚粘膜所見のないアナフィラキシーはほとんどないといっても過言ではない。しかし，急激な経過をたどる重篤なアナフィラキシーでは，皮膚症状が発現する前に循環虚脱や心停止になることがあるので，皮膚・粘膜所見がないことによりアナフィラキシーを完全に否定はできない。アナフィラキシーの診断はいまだ過小診断の傾向があり，皮膚所見がある場合にはアナフィラキシーと80％以上の医療従事者は診断できているが，皮膚所見がない場合には55％しかアナフィラキシーを認識していない[22]。

Mayo Clinic 救急部での214名を対象にしたこの診断基準を用いた研

### 表7 アナフィラキシー診断の臨床基準

**以下の3基準のうち1つが満たされればアナフィラキシーの可能性が高い**

1. 皮膚，粘膜，または両者の症状・所見（例：全身的な蕁麻疹，瘙痒または紅潮，口唇・舌・口蓋垂の浮腫）を伴う急性（数分から数時間）に発症する疾病：

   同時に，少なくとも下記の**1つ**があること
   
   a. 呼吸器系症状・所見（例：呼吸困難，ラ音 – 気管支痙攣，喘鳴，最大呼気流速度の減少，低酸素血症）
   
   b. 血圧低下や随伴症状〔例：筋緊張低下（虚脱），失神，尿失禁〕

2. 患者に対し**アレルゲンの可能性のある物質**に曝露されたのち急激（数分から数時間）に発症する2つ以上の下記の症状：

   a. 皮膚 – 粘膜の所見（例：全身的な蕁麻疹，瘙痒を伴う紅潮，口唇・舌・口蓋垂の浮腫）
   
   b. 呼吸器系症状・所見（例：呼吸困難，ラ音 – 気管支痙攣，喘鳴，最大呼気流速度の減少，低酸素血症）
   
   c. 血圧低下，またはそれに伴う症状〔例：筋トーヌス低下（虚脱），失神，尿失禁〕
   
   d. 持続的な消化器症状（痙攣様腹痛，嘔吐）

3. 患者に対し**明らかな抗原物質**の曝露後の血圧低下：

   a. 乳児と小児：収縮期血圧（年齢相当の）の低下，または収縮期血圧の30％以上の低下 *
   
   b. 成人：収縮期血圧の90mmHg以下への低下，または個々の患者での通常血圧の30％以上の低下

＊：1カ月から1歳の乳児では収縮期血圧70mmHg以下を，1歳から10歳では収縮期血圧70mmHg＋（2×年齢）以下を，11歳から17歳では収縮期血圧90mmHg以下を血圧の低下と定義する。
(Sampson HA, Munoz-Furlong A, Bock SA, et al. Symposium on the definition and management of anaphylaxis: summary report. J Allergy Clin Immunol 2005；115: 584–91 より引用)

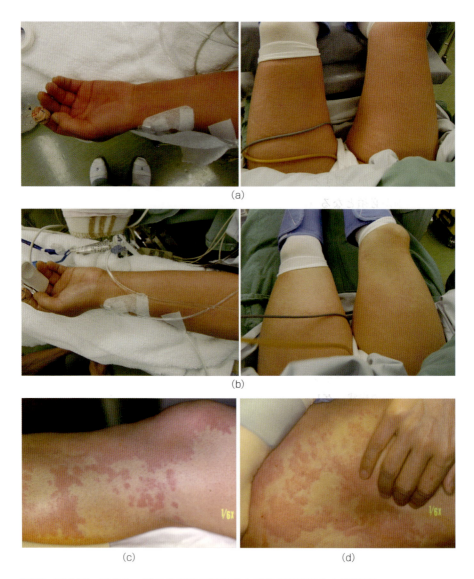

**図4　アナフィラキシー時の全身性の発赤および全身性癒合した蕁麻疹**
(a) 筋弛緩薬によるアナフィラキシー時での上腕と大腿部を示す．発赤が全身に見られ，顔面には高度の浮腫が認められた．
(b) 治療奏効後
(c) (d) 血液製剤によるアナフィラキシーの全身性癒合した蕁麻疹

## アナフィラキシーの症状・所見および臨床診断と病態生理　第2章

究では，感度 96.7％，特異度 82.4％，陽性予測値 68.6％，陰性予測値 98.4％であり，十分な特異度と感度がある[23]。

**アナフィラキシーガイドライン**
**World Allergy Organization**

日本アレルギー学会のアナフィラキシーガイドラインでも，上記の診断基準が採用されている（図5）。同様のものであるが，World Allergy Organization は臨床の現場で使用しやすいようにポスターとポケット版を市販している（日本語版，図6）。

**鑑別**

アナフィラキシーと類似の症状，すなわち発赤や血圧低下，気管支痙攣などが発現する多くの病態・疾病があり，それらの疾患との迅速な鑑別が必須となる（表8）。薬物過剰投与と相互作用，心血管系の薬物の過量投与，気管支喘息，不整脈，心筋梗塞，心タンポナーデ，肺水腫，肺梗塞，緊張性気胸，出血性ショック，静脈血栓症，敗血症，C1エステラーゼ抑制酵素欠損症，肥満細胞増多症，遺伝性血管浮腫，悪性高熱症などとの鑑別が必要である。成人との鑑別は違いがあるので，乳幼児での鑑別診断を**表9**に示す。

**重症度分類**

治療の目安となる重症度分類は，日本アレルギー学会は臨床所見による重症度分類を作成している（表10）。グレード1の症状が複数あるのみではアナフィラキシーとは判断しない。グレード3の症状を含む複数臓器の症状，グレード2以上の症状が複数ある場合はアナフィラキシーと診断し，発症早期の迅速なアドレナリン投与が必要である[24]。欧米では Ring and Messmer の重症度分類が一般的に使用されている（表11）。

**Ring and Messmer の重症度分類**

**以下の3項目のうちいずれかに該当すれば，アナフィラキシーと診断する**

**1** 皮膚症状（全身の発疹，瘙痒または紅潮），または粘膜症状（口唇・舌・口蓋垂の腫脹など）のいずれかが存在し，急速に（数分～数時間以内）発現する症状で，かつ下記 a, b の少なくとも1つを伴う。

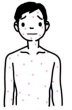
皮膚・粘膜症状

さらに，少なくとも右の1つを伴う

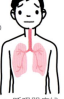
a. 呼吸器症状
（呼吸困難，気道狭窄，喘鳴，低酸素血症）

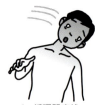
b. 循環器症状
（血圧低下，意識障害）

**2** 一般的にアレルゲンとなりうるものへの曝露の後，急速に（数分～数時間以内）発現する以下の症状のうち，2つ以上を伴う。

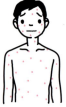
a. 皮膚・粘膜症状
（全身の発疹，瘙痒，紅潮，浮腫）

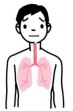
b. 呼吸器症状
（呼吸困難，気道狭窄，喘鳴，低酸素血症）

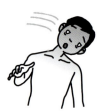
c. 循環器症状
（血圧低下，意識障害）

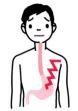
d. 持続する消化器症状
（腹部疝痛，嘔吐）

**3** 当該患者におけるアレルゲンへの曝露後の急速な（数分～数時間以内）血圧低下。

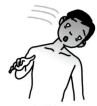
血圧低下

収縮期血圧低下の定義：平常時血圧の70%未満または下記

生後1カ月～11カ月　＜70mmHg
1～10歳　　　　　　＜70mmHg＋（2×年齢）
11～成人　　　　　　＜90mmHg

**図5　診断基準**
（日本アレルギー学会 anaphylaxis 対策特別委員会．アナフィラキシーガイドライン．東京：一般社団法人日本アレルギー学会；2014 より改変引用）

## アナフィラキシーの症状・所見および臨床診断と病態生理 第2章

**以下の三つの基準のうち，一つ以上を満たす場合，アナフィラキシーである確率が非常に高い**

**1** 突然（数分～数時間）起こる皮膚・粘膜のいずれかまたは両方に及ぶ（全身性の蕁麻疹・瘙痒感・紅斑・口唇・舌・口蓋垂の腫脹）病変に加え，

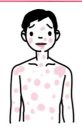

さらに少なくとも次の1つを伴う場合

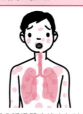

突然の呼吸器症状または予兆（息切れ，咳嗽，喘鳴，低酸素血症）

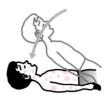

突然の血圧低下や末梢循環不全（低血圧，虚脱，失禁）

**または**

**2** 抗原と疑われるものや，その他の要因*に患者が接触してから数分～数時間の後に，下記2つ以上の項目が突然に発症した場合。

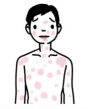

突然の皮膚・粘膜症状または予兆（全身性の蕁麻疹・瘙痒感・紅斑・口唇・舌・口蓋垂の腫脹）

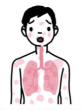

突然の呼吸器症状または予兆（息切れ，咳嗽，喘鳴，低酸素血症）

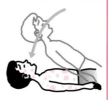

患者にとって既知の抗原**に曝露されてから数分～数時間の後に血圧低下が起きた場合。

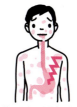

突然の消化器症状（疝痛発作，嘔吐）

**または**

**3** 患者にとって既知の抗原**に曝露されてから数分～数時間の後に血圧低下が起きた場合。

乳幼児・小児の場合：収縮期血圧の低下（年齢に応じた）または平常時血圧の30％を超えて血圧が低下***する場合。

成人：収縮期血圧が90mmHgを下回る，または患者の平常時の血圧の30％を超えて低下する場合。

\* 例）IgEが関与しない免疫学的機序，または非免疫学的なもの（マスト細胞を直接活性化する場合）

\*\* 例）昆虫に刺された後などは血圧低下が唯一のアナフィラキシーの予兆となりうる。また，免疫療法後の全身性蕁麻疹はアナフィラキシーの最初の予兆となりうる。

\*\*\* 小児の血圧低下は，生後1カ月～1歳では70mmHg未満，1歳～10歳までは〔70mmHg＋（2×年齢）〕未満，11歳～17歳までは90mmHg未満とする。正常心拍数は，1歳～2歳は80～140回/分，3歳は80～120回/分，4歳以上は70～115回/分とする。幼児や小児では，血圧低下やショックより呼吸困難が起こりやすく，ショックの前兆として血圧低下に伴う頻脈が起こりやすい。

**図6 World Allergy Organization ガイドラインの診断基準（日本語版）**

World Allergy Organization のガイドライン，日本語版のポスター，ポケット版は World Allergy Organization のサイトから購入可能（http://www.worldallergy.org/anaphylaxis/）
(Simons FER, Ardusso LR, Bilo MB, et al. 2012 Update: World Allergy Organization Guidelines for the assessment and management of anaphylaxis. Curr Opin Allergy Clin Immunol 2012; 12: 389-99 より改変引用)

### 表8　アナフィラキシーの鑑別診断

**内因性ヒスタミンの過剰産生による反応**
- 全身性肥満細胞症
- 色素性蕁麻疹
- 好塩基球性白血病
- レチノイン酸治療に伴う急性前骨髄球性白血病
- 肝エキノコックス症（肝包虫症）

**血圧低下（迷走神経）反応**

**ほかのショック**
- 出血性ショック
- 低血糖性ショック
- 心原性ショック
- 敗血症ショック

**紅潮異常**
- 酒皶
- カルチノイド
- バンコマイシンによるレッドマン症候群
- 閉経後のホットフラッシュ
- アルコール関連

**髄様甲状腺がん**

**内因性てんかん**

**血管作動性腸管ペプチドとその分泌**
- 消化管腫瘍

**アナフィラキシー類似の食物摂取関連反応（レストラン症候群）**
- グルタミン酸ナトリウム
- 亜硫酸塩
- ヒスタミン中毒（ヒスタミン様症候群：スコンブロイド魚中毒）

**そのほか**
- C1エラスターゼ欠損症候群（後天性と遺伝性血管性浮腫）
- 褐色細胞腫
- 神経性（てんかん，脳卒中）
- 毛細血管漏出症候群
- パニック症候群
- 声帯機能不全症

（Lieberman P, Nicklas RA, Oppenheimer J, et al. The diagnosis and management of anaphylaxis practice parameter: 2010 update. J Allergy Clin Immunol 2010; 126: 477-80, e1-42 より引用）

アナフィラキシーの症状・所見および臨床診断と病態生理 第2章

### 表9 乳幼児のアナフィラキシーとの鑑別診断

皮膚：蕁麻疹；色素蕁麻疹／肥満細胞症，遺伝性血管性浮腫
呼吸器系（上気道または下気道）：気道閉塞，先天的（喉頭横隔膜症，血管輪，気管軟化症），
　　または後天的（誤嚥性異物，クループ，細気管支炎，喘息）；窒息；息詰め
消化器系：先天的閉塞（幽門部狭窄を含む），腸管回転異常，後天的：食物タンパク誘発胃腸炎
ショック：敗血症性，心原性，循環血液減少性，分布異常性
中枢神経系：てんかん，発作後状態，失神，外傷，小児虐待，頭蓋内圧上昇
代謝異常
感染症：百日咳，胃腸炎，脳膜炎
有害物質や毒の誤食；薬物過量投与
代理人によるミュンヒハウゼン症候群（子どもを傷害の対象とする作病症）
乳児突然死症候群
など

〔Simons FER, Sampson HA. Anaphylaxis: unique aspects of clinical diagnosis and management in infants (birth to age 2 years). J Allergy Clin Immunol 2015; 135: 1125-31 より引用〕

### 表10 臨床所見による重症度分類

| | | グレード1（軽症） | グレード2（中等症） | グレード3（重症） |
|---|---|---|---|---|
| 皮膚・粘膜症状 | 紅斑・蕁麻疹・膨疹 | 部分的 | 全身性 | ← |
| | 瘙痒 | 軽い瘙痒（自制内） | 強い瘙痒（自制外） | ← |
| | 口唇，眼瞼腫脹 | 部分的 | 顔全体の腫れ | ← |
| 消化器症状 | 口腔内，咽頭違和感 | 口腔内，咽頭違和感 | 口，のどのかゆみ，違和感 | 咽頭痛 | ← |
| | 腹痛 | 弱い腹痛 | 強い腹痛（自制内） | 持続する強い腹痛（自制外） |
| | 嘔吐・下痢 | 嘔気，単回の嘔吐・下痢 | 複数回の嘔吐・下痢 | 繰り返す嘔吐・便失禁 |
| 呼吸器症状 | 咳嗽，鼻汁，鼻閉，くしゃみ | 間欠的な咳嗽，鼻汁，鼻閉，くしゃみ | 断続的な咳嗽 | 持続する強い咳き込み，犬吠様咳嗽 |
| | 喘鳴，呼吸困難 | − | 聴診上の喘鳴，軽い息苦しさ | 明らかな喘鳴，呼吸困難，チアノーゼ，呼吸停止，$SpO_2 \leq 92\%$，締め付けられる感覚，嗄声，嚥下困難 |
| 循環器症状 | 脈拍，血圧 | − | 頻脈（+15回/分），血圧軽度低下，蒼白 | 不整脈，血圧低下，重度徐脈，心停止 |
| 神経症状 | 意識状態 | 元気がない | 眠気，軽度頭痛，恐怖感 | ぐったり，不穏，失禁，意識消失 |

血圧低下　　：1歳未満＜70mmHg，1〜10歳＜[70mmHg＋(2×年齢)]，11歳〜成人＜90mmHg
血圧軽度低下：1歳未満＜80mmHg，1〜10歳＜[80mmHg＋(2×年齢)]，11歳〜成人＜100mmHg

グレード1の症状が複数あるのみではアナフィラキシーとは判断しない。グレード3の症状を含む複数臓器の症状，グレード2以上の症状が複数ある場合はアナフィラキシーと診断する。重症度判定は，もっとも重篤な器官症状により判定する。
（日本アレルギー学会 anaphylaxis 対策特別委員会．アナフィラキシーガイドライン．東京：一般社団法人日本アレルギー学会；2014 より引用）

表 11　Ring and Messmer 重症度分類

| Grade 1 | 皮膚粘膜所見：発赤，蕁麻疹，血管性浮腫伴うか，伴わない |
| --- | --- |
| Grade 2 | 中等度の多臓器にわたる所見：<br>　皮膚粘膜所見<br>　血圧低下，頻脈<br>　呼吸困難，換気困難<br>　消化器系の異常所見 |
| Grade 3 | 重症：生命を脅かす1臓器または多臓器所見<br>　循環虚脱<br>　徐脈，頻脈，不整脈<br>　気管支痙攣<br>　皮膚粘膜所見<br>　消化器系異常所見 |
| Grade 4 | 心肺停止，心肺蘇生が必須 |

頻脈と皮膚所見のないことでアナフィラキシーは除外できない。
(Dewachter P, Mouton-Faivre C, Emala CW. Anaphylaxis and anesthesia: controversies and new insights. Anesthesiology 2009; 111:1141-50/Dewachter P, Mouton-Faivre C, Hepner DL. Perioperative anaphylaxis: what should be known? Curr Allergy Asthma Rep 2015; 15:21/Ring J, Messmer K. Incidence and severity of anaphylactoid reactions to colloid volume substitutes. Lancet 1977; 1: 466-9 より一部改変引用)

# D 二相性アナフィラキシー

二相性アナフィラキシー

　一度アナフィラキシーショックが発症したならば，少なくとも8時間は経過観察する必要がある[25]。アナフィラキシーショック早期の治療に成功したあとに，抗原が投与されていないにもかかわらず，数十分後から数十時間後に血圧低下，喉頭浮腫，気管支痙攣，皮膚症状（紅斑，蕁麻疹）などの症状が再度発現し，時には初発アナフィラキシー症状より激しいことがある。このアナフィラキシーを二相性アナフィラキシー（biphasic anaphylaxis）と称している（表12）。二相性アナフィラキシーの頻度は，報告者により5～7％，23％，18％，28％とばらつきがあるが，けっして少ないものではない。27研究のシステマティックレビューでは，4,114人の内4.7％（0.4～23.3％）が二相性アナフィラキシーを示し，症状発現の中央値は11時間（0.2～72時間）である[26]。

### 表12　二相性アナフィラキシーの臨床像

- 報告されている発症頻度は1%以下から最大20%である。
- 初回アナフィラキシーから再度の症状発現までの時間は，1時間から78時間である。
- ほとんどの症例で，2度目の症状発現は，初回アナフィラキシー発症時から8時間以内である。
- 死亡症例も報告されている。
- 免疫学的アナフィラキシーでも，非免疫学的アナフィラキシーでも報告されている。
- 予測因子は明らかでないが，二相性アナフィラキシーを発症させる可能性がある初回アナフィラキシーでの因子は，
    - 抗原の経口摂取
    - β遮断薬服用患者でのアナフィラキシー
    - 心血管疾患を併発している高齢者でのアナフィラキシー
    - 抗原投与から初回アナフィラキシーの症状発現までの時間が30分以上で発症したアナフィラキシー
    - 初回アナフィラキシー時に血圧低下や喉頭浮腫を認めた症例
- 二相性アナフィラキシーの発症に影響を及ぼす初回の治療法については意見が一致していないが，初回の治療での差異が影響している可能性が報告されている。
    - 初回反応時でのアドレナリン投与の遅延
    - 初回反応時の治療で十分量のアドレナリンが投与されなかった症例
    - 初回反応時にコルチコステロイドが投与されていないか，投与量が少なかった症例

（Tole JW, Lieberman P. Biphasic anaphylaxis: review of incidence, clinical predictors, and observation recommendations. Immunol Allergy Clin North Am 2007; 27: 309-26, viii より引用）

　Brazilら[25]は，28症例のアナフィラキシーの解析で，二相性アナフィラキシーの発現は初回アナフィラキシー反応治療後4.50時間から29.50時間に見られ，特に初回治療時にアドレナリンを多く必要とした症例では，二相性アナフィラキシーが出現しやすい傾向があるが，一方その発現を予測させるような要因を初期治療時には見出せなかったと報告している。アナフィラキシー症例では，二相性アナフィラキシーが発現することがあるので，少なくとも24時間は入院のうえ，経過観察する必要がある。さらに24時間後に患者を帰宅させるときには，アナフィラキシー症状が発現したら，ただちに連絡するように患者に十分話しておくことが大切である。

　日本アレルギー学会のアナフィラキシーガイドラインでは，二相性アナフィラキシーは成人の最大23%，小児の最大11%のアナフィラキシーに発症するとしている[24]。日本での1施設の報告では，2009～2012年にアナフィラキシーと診断された入院患者114症例の診療録を

後ろ向きに調査し，二相性および遷延性アナフィラキシーの発生率と特性を評価した．114症例のうち単相性アナフィラキシーは103症例（90.4％），二相性アナフィラキシーは7症例（6.1％），遷延性アナフィラキシーは4症例（3.5％）であった．もっとも多い原因抗原は食物で，単相性，二相性，遷延性アナフィラキシーでそれぞれ73症例，3症例，2症例であった．次いで薬物性が多く，それぞれ20症例，3症例，2症例であった．二相性反応の発現時間の中央値は8時間で，皮膚症状が頻発（7症例のうち6症例）した．二相性反応の重症度は，軽度が4症例，初期症状と同じが2症例，重症が1症例であった．遷延性アナフィラキシーの継続日数は2～8日で，治療終了時には皮膚症状のみ認められた[27]．日本での小児の二相性アナフィラキシーの頻度は340症例中3症例（0.9％）であり，二相性反応が出現するまでの時間の中央値は11.5時間（3～28時間）である[28]．

**二相性アナフィラキシーの予測因子**

二相性アナフィラキシーの予測因子は明らかでないが，二相性アナフィラキシーを発症させる可能性があるものとしては，抗原の経口摂取，β遮断薬服用患者，心血管疾患を併発している高齢者，症状発現時間が30分以上の症例，血圧低下や喉頭浮腫を認めた症例が挙げられている[29]．また，アドレナリン投与の遅延，十分量のアドレナリンが投与されなかった症例，コルチコステロイドが投与されていないか，投与量が少なかった症例のような初回の治療での差異が影響している可能性が考えられている[30]．二相性反応の予防・軽減については議論があるが，早期の大量ステロイド投与により予防できる可能性を示す意見もある[31]．

## E アナフィラキシー時に生成・放出される化学伝達物質

**化学伝達物質**

アナフィラキシーは，最終的には肥満細胞・好塩基球の脱顆粒が起こり多くの化学伝達物質の放出・新生が起こり，これらの化学伝達物質が

**表 13　アナフィラキシーの病態に寄与する化学伝達物質**

**ヒスタミン（$H_{1-4}$ 受容体）**
　$H_1$ ⇒ 血管収縮，心筋抑制
　$H_2$ ⇒ 全身的血管拡張，頻脈
　$H_3$ ⇒ ノルアドレナリン放出の抑制
　$H_4$ ⇒ 炎症細胞の走化性，メディエータの放出

**ヘパリン，トリプターゼ**
　⇒ プレカリクレイン・接触因子システムの活性化 ⇒ ブラジキニン ⇒ 補体・凝固系の活性化
　⇒ カリクレインによる接触因子システムの活性化 ⇒ XII 因子放出 ⇒ 播種性血管内凝固症候群（DIC）発症（致死的アナフィラキシーの死亡原因の 3％）
　⇒ プラスミン活性化 ⇒ 補体の活性化 ⇒ アナフィラトキシン（C3a，C5a）産生

**トリプターゼ**
　⇒ 直接的に補体の活性化

**血小板活性化因子**
　⇒ 冠動脈血流低下，心筋収縮力低下
　⇒ 好中球・好塩基球の集簇と活性化 ⇒ 化学伝達物質の放出・産生

**ヒト心臓肥満細胞の脱顆粒**
　⇒ レニン放出 ⇒ レニン-アンギオテンシン系活性化

**肥満細胞キマーゼ**
　⇒ レニン放出 ⇒ レニン-アンギオテンシン系活性化

---

**病態**　アナフィラキシーの多臓器にわたる病態を形成する（表13）。アレルゲンが体内に侵入すると抗原提示細胞に貪食され，この抗原提示によりヘルパーT細胞は Th 2細胞に分化し Th 2サイトカイン〔インターロイキン（interleukin：IL）-4，IL-5，IL-13 など〕を産生し，B細胞を IgE 抗体産生細胞に分化させる。IgE は肥満細胞や好塩基球に発現する高親和性 IgE レセプター Fc ε RI（high-affinity IgE receptor）に結合する。Fc ε RI 複合体は，ヒトでは単球／マクロファージやランゲルハンス細胞，形質細胞様樹状細胞，好中球，血小板，気管支平滑筋細胞などにも発現する。アレルゲンが体内に侵入すると，肥満細胞や好塩基球上の Fc ε RI と架橋し脱顆粒が起こり，肥満細胞トリプターゼ，ヒスタミン，PG，LT などのサイトカインやケモカインを放出する。好塩基球も Fc ε RI による刺激でヒスタミンや LTC 4を分泌する[32]。IgG 介在性アナフィラキシーでは，アレルゲンと IgG が結合してできた免疫複合体により活性化した好塩基球が PAF を産生する。PAF はアナフィラキ

**Th 2 サイトカイン**

**高親和性 IgE レセプター Fc ε RI**

**ケモカイン**

**PAF**

シー時の循環抑制や重篤の程度に密接に関係している化学伝達物質である[33)34)]。アナフィラキシー時に放出される伝達物質の生理学的作用を表14に示す[32)]。

**化学伝達物質**

アナフィラキシーショック発症後の化学伝達物質の測定は，その反応の病態を明らかにするために有用である。アナフィラキシー時に肥満細胞や好塩基球から放出される化学伝達物質は，以前はヒスタミンが主要な伝達物質と考えられていたが，現在では多くの血管作動性および炎症性化学伝達物質の放出が確認されている。顆粒球内に蓄積されている伝達物質は数分以内に放出され，またアラキドン酸経路からの生成物のPGとLTも数分以内に放出される。アナフィラキシー早期に放出される伝達物質しては，ヒスタミンとトリプターゼ，キマーゼ，カルボキシペプチダーゼA，ヘパリン，PG（$PGD_2$，$PGF_2$，$PGE_2$など），LT（LTB 4，LTC 4，LTD 4，LTE 4など），PAFなどがある。二相性アナフィラキシーの遅延期に関連するものとしてサイトカインとケモカインがあり，炎症性サイトカイン合成の活性化やケモカインの放出は時間の単位で誘導され，好塩基球や好酸球，Th 2細胞の活性化が関与している。腫瘍壊死因子（TNF-）αは細胞炎症性サイトカインとして主要な役割を果たしている。ほかのサイトカインとしては，IL-5，IL-13，顆粒球－マクロファージコロニー刺激因子（GM-CSF），IL-1β，IL-3，IL-4，IL-6，IL-8，IL-10，IL-16，IL-18，IL-22などが確認されている[35)]。現在まで，ヒスタミンとトリプターゼ以外でアナフィラキシーの診断的価値のある伝達物質としては，キマーゼ，肥満細胞カルボキシペプチダーゼ$A_3$，血小板活性化因子が報告されているが，まだ一般的な指標ではない。

**ヒスタミン**

ヒスタミンはアナフィラキシー発症初期の重要な伝達物質であり，肥満細胞と好塩基球でのゴルジ器官に存在するヒスチジンの脱炭素化により生成される。ヒスタミンは放出されるとヒスタミントランスフェラーゼにより速やかに代謝されるため（半減期30分以内）[36)]，アナフィラキシー時の肥満細胞と好塩基球の脱顆粒の指標にはなりにくい。血清ヒスタミンはアナフィラキシー発症後5分以内に上昇し始め，その増加は30分から60分間のみの持続であるため発症後1時間以上経過した時点

## 表14 アナフィラキシー時に放出される伝達物資の生理学的作用

| 伝達物質 | 明らかな,または可能性のある薬理作用 |
|---|---|
| **即時放出のため貯蔵している** | |
| ヒスタミン | 血管収縮,浮腫,気管支収縮,粘液分泌,神経刺激<br>心筋収縮力の減少（$H_1$受容体），心筋収縮力の増加（$H_2$受容体） |
| ヘパリン | 抗凝固作用,抗炎症作用,末梢血管漏出を介在,ブラジキニン（血管作動性と好炎症性ペプチド）の形成を開始し浮腫形成 |
| トリプターゼ | アレルギー反応増大（作用細胞への陽性フィードバック,白血球遊走と活性化,気管支痙攣,血管拡張と浮腫），組織破壊,細胞増殖（リモデリング） |
| キマーゼ | 血管拡張と浮腫,粘液分泌,白血球活性化,組織破壊 |
| TNF-α | 気管支痙攣,白血球接着,白血球遊走と活性化,おそらく遅延性反応に関与 |
| **数分間で新生される** | |
| シクロオキシゲナーゼ産生物,主にPGD$_2$ | 血管拡張と浮腫,粘液分泌,気管支収縮,神経枝刺激（→血管拡張,瘙痒,気管支痙攣） |
| ロイコトリエン類：LTB 4,LTC 4,LTD 4,LTE 4 | 血管拡張と浮腫,粘液分泌,気管支痙攣,白血球集簇 |
| PAF | 血小板活性化／微小塞栓,白血球遊走と活性化,ヒスタミン放出（間接的に神経活性化），心筋収縮力の減少 |
| **数時間で新生される** | |
| IL-5,GM-CSF | 白血球接着,白血球遊走と活性化 |
| IL-4,IL-13 | IgE産生とFcεRI発現のアップレギュレーション |
| IL-10 | 抗炎症作用,肥満細胞の脱顆粒と活性化の減少,制御性T細胞数の増加を誘導 |
| IL-6 | 好炎症性サイトカイン,紅斑の範囲と正の相関,血圧低下と負の相関,血圧低下の発現と強い正の相関,FcεRIの発現の増加と惹起,細胞内ヒスタミンの増加,肥満細胞アポトーシスの妨害 |
| sTNFRI | TNF-α活性化の代用マーカー,おそらく抗炎症作用 |
| PAF-AH | PAFの非活性化の酵素,致死的アナフィラキシーでは低値であることの報告 |
| アナフィラトキシン（C3a,C4a,C5a） | 補体活性化の産物,肥満細胞と好中球脱顆粒,平滑筋の収縮 |
| ケモカイン（ie,RANTES,IL-8,MCP-1） | 免疫細胞の走化性と活性化,肥満細胞からのヒスタミンとセロトニンの放出 |

GM-CSF：granulocyte macrophage colony-stimulating factor（顆粒球単球コロニー刺激因子），IL：インターロイキン，LT：ロイコトリエン，MCP-1：単球走化性タンパク質1，PAF：血小板活性化因子，PAF-AH：PAFアセチルヒドロラーゼ，PG：プロスタグランジン，RANTES：regulated on activation, normal T-cell expressed and secreted，sTNFRI：可溶性腫瘍壊死因子レセプターI，TNF：腫瘍壊死因子
(Stone SF, Brown SG. Mediators released during human anaphylaxis. Curr Allergy Asthma Rep 2012; 12: 33-41 より引用)

では血中にその存在を証明することが難しい。ヒスタミンの代謝産物であるメチルヒスタミンは，アナフィラキシー発症後24時間まで尿中に確認することができる。血清ヒスタミンの測定のための採血ができないときには，尿中メチルヒスタミンの測定は診断的意義があるので，アナフィラキシー時には蓄尿が勧められる。

ヒスタミンは $H_1$ と $H_2$ 受容体を介して作用し，血管床に対する全体的な作用は毛細血管透過性亢進を伴う血管拡張である。そのことにより，体末梢血管抵抗の減少を伴う発赤が起こり，その結果，循環血液の血管外漏出が起こる。血管拡張は $H_1$ と $H_2$ 受容体の両者が関連しており，$H_2$ 受容体は血管平滑筋への直接作用である。$H_1$ 受容体は血管内皮細胞での一酸化窒素の産生を促し，間接的に血管拡張に関与している。

ヒスタミンは，心拍数の増加，皮膚温の増加，紅潮，瘙痒，気管支痙攣，頭痛，血圧低下を起こす。これらの症状・所見は $H_1$ 受容体の刺激（瘙痒，頻脈），または $H_1$ と $H_2$ 受容体同時の刺激（発赤，頭痛，血圧低下）により惹起されている。$H_2$ 受容体の刺激により心房および心室の収縮力と心拍数を増加させる。$H_1$ 受容体の刺激は冠動脈痙攣を起こし，心筋梗塞を起こすことがある。

肥満細胞トリプターゼは，アナフィラキシーの脱顆粒により放出されるヒスタミンと LTC 4，$PGD_2$ に比べるとはるかに長時間検出される。トリプターゼはモノクローナル抗体を使用し，酵素結合免疫反応吸着測定法と放射性免疫測定法より測定する[37]。トリプターゼ測定により心原性ショックなどのほかのショックとアナフィラキシーとの鑑別診断ができる。救急外来でアレルギー反応と考えられるショック患者の機序確認のためには，トリプターゼ値は限界があるものの有用である[38]。

トリプターゼは，アナフィラキシーにより放出されるほかのメディエータよりも化学的に安定しており半減期も長く，発症後数時間が経過した時点でも十分に血中に存在する。それゆえ治療が効を奏し，臨床症状が落ち着いたあとでも血液から十分に検出できる。トリプターゼは α トリプターゼと β トリプターゼの2種類があり，α トリプターゼは機能的に分泌されているが，β トリプターゼは脱顆粒が起こったときのみ分

泌される。このことがアナフィラキシーと肥満細胞症に関連する脱顆粒の鑑別に役立つ[39]（第4章参照）。

**カルボキシペプチダーゼ $A_3$**

血清または血漿中の肥満細胞カルボキシペプチダーゼ $A_3$ は，アナフィラキシー発症の指標として研究されている。カルボキシペプチダーゼ $A_3$ は臨床的にアナフィラキシーと診断された症例では上昇している（>14ng/ml）が，健康なヒトや喘息患者では上昇が見られない。肥満細胞カルボキシペプチダーゼ $A_3$ は総トリプターゼ値より長く上昇しており，臨床的にアナフィラキシーと診断されたがトリプターゼの上昇が見られない症例でも検出されている。

**キマーゼ**

キマーゼは，主に肥満細胞から分泌されるキモトリプシン様活性を示す中性セリンプロテアーゼに属するタンパク分解酵素である。肥満細胞の脱顆粒促進，サイトカインの活性化，気管支粘液の分泌亢進などのほか，アンギオテンシンⅠのアミノ酸配列を切断してアンギオテンシンⅡに変換する作用

**レニン–アンギオテンシン系**

（レニン–アンギオテンシン系におけるアンギオテンシン変換酵素（angiotensin converting enzyme：ACE）を介さない"キマーゼ経路"）があり，この作用は毛細血管透過性亢進による血管内の循環血液量の減少を補正する。それゆえ，

**ACE抑制薬**

ACE抑制薬の服用は，アナフィラキシーを発現しやすくする[12]。

**PAF**

PAFは，マクロファージや単球からも分泌されるが，肥満細胞と好塩基球からも同様に分泌される。PAFはヒスタミンの1,000倍の気管支痙攣作用があり，毛細血管透過性の増加，好塩基球と好中球の脱顆粒を起こす[12]。ピーナッツによるアナフィラキシー症例ではPAFは極端に上昇し，PAF濃度と重症度は密接に関連している。食物，薬物，昆虫刺傷による急性アレルギー患者41名において，血清PAF濃度はアナフィラキシーの重症度と正の相関があり，血清PAFアセチル加水分解酵素（PAF-AH）とは負の相関がある。PAF-AH活性は，対照患者に比べ，ピーナッツによる致死的アナフィラキシー患者では有意に低下している。PAF-AHによるPAFの不活性の減少がアナフィラキシーの重症化に関与していると考えられる[34)40]。

#  アナフィラキシーのリスクファクター

**乳幼児**

乳幼児ではアナフィラキシーに関するデータの不足により，診断の難しさに伴って過少診断や過剰診断の傾向にあり，適切に治療がされているとはいいがたい状況である．2歳以下の小児のアナフィラキシーの臨床診断は，2臓器以上にわたる症状により行う．典型的な症状は，全身性の蕁麻疹，咳，喘鳴，持続的嘔吐である．乳児のアナフィラキシーでは，呼吸器症状がショックや血圧低下より起こりやすく，初期には血圧低下よりは頻脈を示す（図1）[11]．思春期の子どもでは，重篤または致死的なアナフィラキシーの危険性が高い[41]．

**思春期の子ども**

**高齢者**

高齢者，また高齢者でも心血管性疾患や慢性閉塞性肺疾患を併発しているときには重篤化しやすい[41]．心血管疾患のためβ遮断薬やACE阻害薬を服用している患者で重篤になりやすく，アドレナリン抵抗性アナフィラキシーとなることが多い．しかし，その機序は明確にはなっていない．5,000名のアナフィラキシーの解析においてβ遮断薬とACE阻害薬を併用している患者では，この両者によりさらに重篤化の危険性が増しており，また動物実験でもこれらの薬物の併用が肥満細胞活性化の域値を下げることによりアナフィラキシーが重篤化することが確かめられている[42]．ほかの降圧薬（カルシウムチャネル遮断薬，アンギオテンシン受容体阻害薬，利尿薬）の使用は，3〜4臓器にわたり障害を起こし，失神，低酸素血症，血圧低下などが発症し，重篤なアナフィラキシーを発症せしめる[2]．この反応は年齢，性別，肺疾患の合併，アレルゲンに関係なく起こる[43]．

**アドレナリン抵抗性アナフィラキシー**

**降圧薬**

**全身性肥満細胞症**

全身性肥満細胞症患者でアナフィラキシー発症したときには，重篤化の傾向がある．昆虫刺傷のアナフィラキシーは，基礎トリプターゼ値が高値である患者では重篤化しやすい．PAF-AHが低値である患者では，食物アレルギーや昆虫刺傷でアナフィラキシーが重篤化の傾向がある[34)41)]．

プロトンポンプ阻害薬（proton pump inhibitor：PPI）は，過敏性反応の発症の危険性を増加させる[44]．PPIで治療している患者の入院中の

アナフィラキシーの症状・所見および臨床診断と病態生理

薬物過敏性反応の相対的な危険性は，使用していない患者に比べて有意に高いことより（相対危険度 3.97，95％信頼区間 1.97-8.29），入院患者でのPPIの使用は，薬物過敏性反応の危険性を有意に高めると結論している。

運動，アルコール，非ステロイド性抗炎症薬，急性感染症，ストレス，月経前後などの要因は，アナフィラキシーを惹起させるに必要なアレルゲンの域値を下げることによりアナフィラキシーを重篤化させる可能性がある[41]。月経前後でのアナフィラキシーは，プロゲステロンやPGに対する過敏性などのさまざまな機序が考えられている。エストロゲンは，内皮一酸化窒素合成酵素の発現と一酸化窒素放出を促進する作用があり，このことにより血管透過性を増大しアナフィラキシーの重症度を強めると考えられている。

## G 麻酔中のアナフィラキシー

**周術期**　　周術期のアナフィラキシーは通常，分単位で起こることが多く，導入時には1分以内に起こることがある[45]。全身麻酔中はどの時期でもアナフィラキシーの起こる可能性があるが，約90％は導入時に見られる[19]。麻酔中のアナフィラキシーの初期診断は，進行している所見，反応の重要度，導入時に投与した薬物と反応発症時の時間関係などにより推測される。約50％は循環器系の初発症状（血圧低下，循環虚脱，心停止）によりアナフィラキシーと気づくことが多い[20]。術中に説明のつかない循環虚脱や気管支痙攣があるときには，患者の体がすべて覆布で隠れて皮膚所見を見逃す可能性があるため，必ず覆布をめくって皮膚所見を確かめる。IgEアナフィラキシー時の循環虚脱と気管支痙攣は，非免疫学的アナフィラキシーに比べ発現頻度は高く重篤な症例が多い（**表4**）[4]。麻酔中はアナフィラキシーと類似の症状，すなわち発赤や血圧低下，気管支痙攣などが発現する多くの病態・疾病があり，それらの

**皮膚所見**

疾患との迅速な鑑別が必須となる．薬物過剰投与と相互作用，心血管系の薬物の過量投与，気管支喘息，不整脈，心筋梗塞，心タンポナーデ，肺水腫，肺梗塞，緊張性気胸，出血性ショック，静脈血栓症，敗血症，Clエステラーゼ抑制酵素欠損症，肥満細胞増多症，遺伝性血管浮腫，悪性高熱症などとの鑑別が必要である．

麻酔中のアナフィラキシー重症化の要因としては，高齢者（P = 0.025），喘息（P = 0.042），高血圧（P = 0.001），ACE 阻害薬の内服（P = 0.012），アンギオテンシン II 拮抗薬の内服（P = 0.033），基礎トリプターゼ値の高値（P = 0.0211），心血管症状（P = 0.006），高血圧の既往歴が挙げられている[46]．

**重症度分類**
**Ring and Messmer**

麻酔中の重症度分類は，Ring and Messmer（表11）のものが治療方針の決定の観点から使用しやすい[45)47)]．Grade 3・4 は IgE 介在性アナフィラキシーのことが多く，救急蘇生に準じた積極的な治療が必要である．一般的な循環虚脱は皮膚症状（全身性発赤や広範な蕁麻疹）を伴い，時には粘膜所見（眼瞼や唇の血管性浮腫）を伴う．アナフィラキシーの初期段階では，末梢血管還流が保たれているので，全身性の発赤と広範な蕁麻疹は皮膚の血管拡張を示しており，そのため発汗を伴うことがある．まれではあるが，アナフィラキシーの初期状態で頻脈を伴う循環虚脱に皮膚の血管拡張がない場合がある．皮下の血管床はアナフィラキシーのときの交感神経系の活動化による血管収縮の影響を受けやすい．末梢循環の回復を示している皮下の血管拡張の発現があるときには，アドレナリンの投与を慎重に再評価しなければならない．そのため，皮膚の血管拡張がないことがアナフィラキシー診断を排除するものでない．鳥肌や乳首の起立がときどき発赤や蕁麻疹の前駆症状であったり，伴ったりすることがある．皮膚の汗腺や立毛筋，皮膚の血管は交感神経系により支配されている．循環虚脱に反応する交感神経系の活動化と，それに反応する血管収縮の臨床所見（鳥肌，乳首の起立，蒼白）は血管拡張を伴う Grade 3 の状態より重篤な状態を示している可能性がある[45]．

アナフィラキシー時の末梢血管抵抗の急激な減少と静脈還流の減少

アナフィラキシーの症状・所見および臨床診断と病態生理 第2章

徐脈　は，Bezold-Jarisch 反射の結果，徐脈が発現する。この徐脈は周術期のアナフィラキシーの 10%に見られる[45]。

## H 薬物によるアナフィラキシーの既往歴の訴えの患者の対処

既往歴　薬物によるアナフィラキシーの既往歴があるときには，その反応の症状や所見を徹底的に聴取する。その有害反応発症時の症状・所見を分析することにより，その反応が本当にアナフィラキシーなのか，ほかの疾患・病態によるものなのか，患者自身が思い込んでいるのか，を鑑別する必要がある。また，重要なことは，起因薬物もしくは疑わしい薬物の確認である。必要があれば，前医に問い合わせる。そのときには，どのような検査を行って原因薬物を確定したかを可能なかぎり詳しく問い合わせる。往々にして偽アレルギー反応や迷走神経反射による症状・所見を，なんらの原因薬物の検査をすることなしにアレルギーやアナフィラキシーと患者に説明する医師がいることも確かである。*in vivo* の試験を行っていても，対照（陽性および陰性）を置かずに，疑われている薬物の原液のみで行った場合には，その *in vivo* の試験の信頼性はかなり低くなる。

●文献
1) The diagnosis and management of anaphylaxis: an updated practice parameter. J Allergy Clin Immunol 2005; 115 (3 Suppl) : S483-523.
2) Simons FER, Ardusso LR, Dimov V, et al. World Allergy Organization Anaphylaxis Guidelines: 2013 update of the evidence base. Int Arch Allergy Immunol 2013; 162: 193-204.
3) Decker WW, Campbell RL, Manivannan V, et al. The etiology and incidence of anaphylaxis in Rochester, Minnesota: a report from the Rochester Epidemiology Project. J Allergy Clin Immunol 2008; 122: 1161-5.
4) Mertes PM, Malinovsky JM, Jouffroy L, et al. Reducing the risk of anaphylaxis during anesthesia: 2011 updated guidelines for clinical practice. J Investig Allergol Clin Immunol 2011; 21: 442-53.

5) Park HJ, Kim SH. Factors associated with shock in anaphylaxis. Am J Emerg Med 2012; 30: 1674-8.
6) Lee JK, Vadas P. Anaphylaxis: mechanisms and management. Clin Exp Allergy 2011; 41: 923-38.
7) Vale S, Smith J, Said M, et al. ASCIA guidelines for prevention of anaphylaxis in schools, pre-schools and childcare: 2015 update. J Paediatr Child Health 2015; 51: 949-54.
8) De Swert LF, Bullens D, Raes M, et al. Anaphylaxis in referred pediatric patients: demographic and clinical features, triggers, and therapeutic approach. Eur J Pediatr 2008; 167: 1251-61.
9) 柴田瑠美子. 食物アナフィラキシーの現状と対応. 職業・環境アレルギー誌 2015; 22: 33-9.
10) Muraro A, Roberts G, Clark A, et al. The management of anaphylaxis in childhood: position paper of the European academy of allergology and clinical immunology. Allergy 2007; 62: 857-71.
11) Simons FER, Sampson HA. Anaphylaxis: unique aspects of clinical diagnosis and management in infants (birth to age 2 years). J Allergy Clin Immunol 2015; 135: 1125-31.
12) Ogawa Y, Grant JA. Mediators of anaphylaxis. Immunol Allergy Clin North Am 2007; 27: 249-60, vii.
13) Kemp SF, Lockey RF, Wolf BL, et al. Anaphylaxis. A review of 266 cases. Arch Intern Med 1995; 155: 1749-54.
14) Fisher M. Blood volume replacement in acute anaphylactic cardiovascular collapse related to anaesthesia. Br J Anaesth 1977; 49: 1023-6.
15) Lieberman P, Nicklas RA, Oppenheimer J, et al. The diagnosis and management of anaphylaxis practice parameter: 2010 update. J Allergy Clin Immunol 2010; 126: 477-80, e1-42.
16) Marone G, Genovese A, Varricchi G, et al. Human heart as a shock organ in anaphylaxis. Allergo J Int 2014; 23: 60-6.
17) Kounis NG, Mazarakis A, Bardousis C, et al. The heart and coronary arteries as primary target in severe allergic reactions: cardiac troponins and the Kounis hypersensitivity-associated acute coronary syndrome. Int J Cardiol 2015; 198: 83-4.
18) Kounis NG. Kounis syndrome (allergic angina and allergic myocardial infarction) : a natural paradigm? Int J Cardiol 2006; 110: 7-14.
19) Kroigaard M, Garvey LH, Gillberg L, et al. Scandinavian Clinical Practice Guidelines on the diagnosis, management and follow-up of anaphylaxis during anaesthesia. Acta Anaesthesiol Scand 2007; 51: 655-70.
20) Sampson HA, Munoz-Furlong A, Campbell RL, et al. Second symposium on the definition and management of anaphylaxis: summary report—Second National

Institute of Allergy and Infectious Disease/Food Allergy and Anaphylaxis Network symposium. J Allergy Clin Immunol 2006; 117: 391-7.
21) Simons FER. World Allergy Organization survey on global availability of essentials for the assessment and management of anaphylaxis by allergy-immunology specialists in health care settings. Ann Allergy Asthma Immunol 2011; 104: 405-12.
22) Wang J, Young MC, Nowak-Wegrzyn A. International survey of knowledge of food-induced anaphylaxis. Pediatr Allergy Immunol 2014; 25: 644-50.
23) Campbell RL, Hagan JB, Manivannan V, et al. Evaluation of national institute of allergy and infectious diseases/food allergy and anaphylaxis network criteria for the diagnosis of anaphylaxis in emergency department patients. J Allergy Clin Immunol 2012; 129: 748-52.
24) 日本アレルギー学会 anaphylaxis 対策特別委員会. アナフィラキシーガイドライン. 東京：一般社団法人日本アレルギー学会；2014.
25) Brazil E, MacNamara AF. "Not so immediate" hypersensitivity—the danger of biphasic anaphylactic reactions. J Accid Emerg Med 1998; 15: 252-3.
26) Lee S, Bellolio MF, Hess EP, et al. Time of onset and predictors of biphasic anaphylactic reactions: a systematic review and meta-analysis. J Allergy Clin Immunol In Practice 2015; 3: 408-16. e1-2.
27) Oya S, Nakamori T, Kinosita H. Incidence and characteristics of biphasic and protracted anaphylaxis: evaluation of 114 inpatients. Acute Med Surg 2014; 1: 228-33.
28) 長野智那, 精石, 余谷暢之ほか. 小児病院におけるアナフィラキシーと二相性反応. アレルギー 2013; 62: 163-70.
29) Tole JW, Lieberman P. Biphasic anaphylaxis: review of incidence, clinical predictors, and observation recommendations. Immunol Allergy Clin North Am 2007; 27: 309-26, viii.
30) Ellis AK, Day JH. Incidence and characteristics of biphasic anaphylaxis: a prospective evaluation of 103 patients. Ann Allergy Asthma Immunol 2007; 98: 64-9.
31) Douglas DM, Sukenick E, Andrade WP, et al. Biphasic systemic anaphylaxis: an inpatient and outpatient study. J Allergy Clin Immunol 1994; 93: 977-85.
32) Stone SF, Brown SG. Mediators released during human anaphylaxis. Curr Allergy Asthma Rep 2012; 12: 33-41.
33) Shibamoto T, Liu W, Cui S, et al. PAF, rather than histamine, participates in mouse anaphylactic hypotension. Pharmacology 2008; 82: 114-20.
34) Vadas P, Gold M, Perelman B, et al. Platelet-activating factor, PAF acetylhydrolase, and severe anaphylaxis. N Engl J Med 2008; 358: 28-35.
35) Castells M. Mast cell mediators in allergic inflammation and mastocytosis. Immunol Allergy Clin North Am 2006; 26: 465-85.

36) Friedman B, Steinberg S, Meggs W, et al. Analysis of plasma histamine levels in patients with mast cell disorders. Am J Med 1989; 87: 649-54.
37) Schwartz LB, Bradford TR, Rouse C, et al. Development of a new, more sensitive immunoassay for human tryptase: use in systemic anaphylaxis. J Clin Immunol 1994; 14: 190-204.
38) Lin RY, Curry A, Pitsios VI, et al. Cardiovascular responses in patients with acute allergic reactions treated with parenteral epinephrine. Am J Emerg Med 2005; 23: 266-72.
39) Schwartz LB, Irani AM. Serum tryptase and the laboratory diagnosis of systemic mastocytosis. Hematol Oncol Clin North Am 2000; 14: 641-57.
40) Arias K, Waserman S, Jordana M. Management of food-induced anaphylaxis: unsolved challenges. Curr Clin Pharmacol 2009; 4: 113-25.
41) Simons FER, Ebisawa M, Sanchez-Borges M, et al. 2015 update of the evidence base: World Allergy Organization anaphylaxis guidelines. WAO Journal 2015; 8: 32.
42) Nassiri M, Babina M, Dolle S, et al. Ramipril and metoprolol intake aggravate human and murine anaphylaxis: evidence for direct mast cell priming. J Allergy Clin Immunol 2015; 135: 491-9.
43) Lee S, Hess EP, Nestler DM, et al. Antihypertensive medication use is associated with increased organ system involvement and hospitalization in emergency department patients with anaphylaxis. J Allergy Clin Immunol 2013; 131: 1103-8.
44) Ramirez E, Cabanas R, Laserna LS, et al. Proton pump inhibitors are associated with hypersensitivity reactions to drugs in hospitalized patients: a nested case-control in a retrospective cohort study. Clin Exp Allergy 2013; 43: 344-52.
45) Dewachter P, Mouton-Faivre C, Hepner DL. Perioperative anaphylaxis: what should be known? Curr Allergy Asthma Rep 2015; 15: 21.
46) Mirone C, Preziosi D, Mascheri A, et al. Identification of risk factors of severe hypersensitivity reactions in general anaesthesia. Clin Mol Allergy 2015; 13: 11.
47) Dewachter P, Mouton-Faivre C, Emala CW. Anaphylaxis and anesthesia: controversies and new insights. Anesthesiology 2009; 111: 1141-50.

# 第3章 アナフィラキシーの治療

## A アナフィラキシーの治療原則

ガイドライン　　アナフィラキシー治療のガイドラインとしては，世界的にはWorld Allergy Organization（WAO）のガイドラインが広く使用されている[1,2]。WAOガイドラインの治療手順日本語版を図1に示す。日本でのアナフィラキシーのガイドラインはWAOのものに準拠しており，日本での標準的治療手段である（図2）[3]。アナフィラキシー発症時の治療は，アナフィラキシーの重症度により行う。皮膚粘膜所見のみから，気管支痙攣，循環虚脱に至るまでの病態がある。その病態に応じて治療を行う。

治療のフロー　　症状別の治療法を表1に示す。皮膚症状に関する治療のフ
チャート　　ローチャートを図3，血圧低下に対する治療を図4，呼吸器症状に対するものを図5に示す。

　　アナフィラキシーショックでの不幸な予後を避けるためには，迅速にアナフィラキシーと診断し，適切かつ積極的な治療が必須である。アナフィラキシーの初期治療としては，救急蘇生時と同様に，気道の確保，呼吸の補助，循環の維持が重要であり，適切なアドレナリンの投与と高

治療原則　　濃度酸素の吸入，十分な補液を行う。アナフィラキシーの治療原則を列挙する。

①アナフィラキシーであることを適確に認識・診断し，迅速に治療を開始。

下肢挙上　　②アナフィラキシーと診断したならば仰臥位で下肢挙上。

③循環虚脱や重度な気管支痙攣の場合には心肺蘇生に準じた治療が必要

## 初期治療

**1** アナフィラキシーを認識し治療するための文章化された緊急時用プロトコールを携帯し習熟する

**2** 曝露要因があれば取り除く。例）症状を誘発していると思われる治療薬・検査薬を静脈投与している場合中止する

**3** 循環，気道，呼吸，意識状態，皮膚，体重を評価する

### STEP4,5,6 を速やかに並行して行う。

**4**  助けを呼ぶ；可能なら蘇生チーム（院内）または救急隊（地域）。

**5** 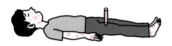 大腿部中央の前外側に 0.1%エピネフリン（アドレナリン）1:1,000；1mg/ml) 0.01mg/kg を筋注する。（最大量：成人 0.5mg，小児 0.3mg）投与時刻を記録し，必要に応じて 5～15 分毎に再投与する。多くの患者は 1～2 回の投与で反応する。

**6** 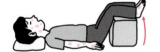 患者を仰臥位にする，または嘔吐や呼吸障害がある場合は楽な体位にする。下肢を挙上させる。突然立ち上がったり座ったりした場合，数分で急変する場合がある。

**7** 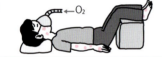 必要な場合，フェイスマスクか経鼻エアウェイで高流量（6～8l/分）の酸素投与を行う。

**8** 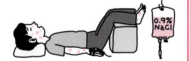 血管針またはカテーテル（内径 14～16G）を用いて静脈路を確保する。必要に応じて，0.9%（等張）食塩水を 1～2 リットル投与する。（例：最初の 5～10 分間で成人なら 5～10ml/kg，小児なら 10ml/kg)

**9** 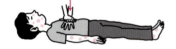 必要ならいかなる時でも胸部圧迫法で心肺蘇生を行う。

### それらに加えて，

**10** 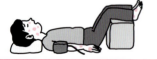 頻回かつ定期的に患者の血圧，脈拍，呼吸状態，酸素化（可能なら継続的にモニタリング）を評価する。

**図 1** World Allergy Organization (WAO) ガイドラインの治療の手引き（日本語版）

WAO のサイトから購入可能である（Pocket card $750/200 cards, Poster $1000/200 posters)。
(Simons FER, Ardusso L R, Bilo M B, et al. 2012 Update: World Allergy Organization guidelines for the assessment and management of anaphylaxis. Curr Opin Allergy Clin Immunol 2012; 12: 389-99 より改変引用)

## 初期対応の手順

**1 バイタルサインの確認**
循環，気道，呼吸，意識状態，皮膚，体重を評価する。

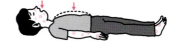

**2 助けを呼ぶ**
可能なら蘇生チーム（院内）または救急隊（地域）。

**3 アドレナリンの筋肉注射**
0.01mg/kg（最大量：成人 0.5mg，小児 0.3mg），必要に応じて 5～15 分毎に再投与する。

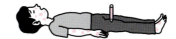

**4 患者を仰臥位にする**
仰向けにして 30cm 程度足を高くする。
呼吸が苦しいときは少し上体を起こす。
嘔吐しているときは顔を横向きにする。
突然立ち上がったり座ったりした場合，数秒で急変することがある。

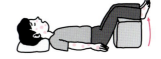

**5 酸素投与**
必要な場合，フェイスマスクか経鼻エアウェイで高流量（6～8 l / 分）の酸素投与を行う。

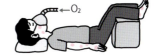

**6 静脈ルートの確保**
必要に応じて 0.9%（等張/生理）食塩水を 5～10 分の間に成人なら 5～10ml/kg，小児なら 10ml/kg 投与する。

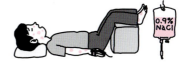

**7 心肺蘇生**
必要に応じて胸部圧迫法で心肺蘇生を行う。

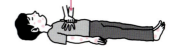

**8 バイタル測定**
頻回かつ定期的に患者の血圧，脈拍，呼吸状態，酸素化を評価する。

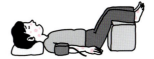

図2　アナフィラキシーの日本アレルギー学会の初期治療手順

World Allergy Organization（WAO）のガイドラインに準拠している。
（日本アレルギー学会 anaphylaxis 対策特別委員会．アナフィラキシーガイドライン．東京：一般社団法人日本アレルギー学会；2014 より改変引用）

## 表1　アナフィラキシーの症状別治療法

### 蕁麻疹

経過観察するだけで十分なこともあるが，強い瘙痒や全身性蕁麻疹は治療する．軽度の症状でも，重篤な反応の前駆症状のことがあるので，静脈路の確保は必ず必要であり，症状が完全に落ち着くまで静脈路は確保しておく．

●散在性蕁麻疹

| | | |
|---|---|---|
| ジフェンヒドラミン | 成人 | 25〜50mg 経口，筋注または静注 |
| (ベナスミン®, レスミン®) | 小児 | 1.25mg，経口，筋注または静注 |
| | (必要に応じて2〜3時間ごとに投与) | |
| | (静注時には血圧低下を起こすことがあるので注意) | |

●癒合性，全身性蕁麻疹

| | | |
|---|---|---|
| ジフェンヒドラミン | 成人 | 25〜50mg 経口，筋注または静注 |
| (ベナスミン®, レスミン®) | 小児 | 1.25mg，経口，筋注または静注 |
| ラニチジン | 成人 | 50mg (20mlに希釈して) 静注 |
| | 小児 | 12.5〜50mg (1mg/kg) 希釈して静注 |
| | (必要に応じて6〜8時間ごとに) | |

### 気管支痙攣

1. マスクによる酸素投与 (8〜10$l$/min)
2. $\beta_2$作動薬〔サルブタモール200$\mu$g (サルタノールインヘラー®，1吸入100$\mu$g)〕の吸入 (2〜3回の深呼吸で)
3. アドレナリン
   正常血圧，気管支痙攣が進行しない
   　　成人0.1〜0.2mgの筋注，最大1.0mgまで
   　　小児0.01mg/kg筋注，最大0.3mgまで
   気管支痙攣が進行する，または血圧の低下およびその両者
   　　5〜10$\mu$gを2〜5分間で静注

### 喉頭浮腫

1. マスクによる酸素投与 (8〜10$l$/min)
2. 0.1〜0.2mgのアドレナリン筋注，最大1mgまで，
   小児0.01mg/kg筋注，最大0.3mgまで
3. 喉頭浮腫が進行性のときには早期に気管挿管 (輪状甲状靱帯穿刺) を行う

(次頁へ続く)

## 血圧低下

● 血圧低下のみ

1. 下肢挙上
2. マスクによる酸素投与（8～10 $l$/min）
3. 反応がなければエフェドリン5～10mg またはネオシネジン0.5～1mg を静注
4. ドパミンを2～20μg/kg/min を投与し，収縮期血圧を90mmHg 以上に維持
5. 血圧が上昇しなかったら，アドレナリン5～10μg を2～5分間で静注

## アナフィラキシーショック

1. 人手を集める（非常に重要）：患者の経過，治療内容を厳密に記録する（記録係）
2. マスクによる酸素投与（8～10 $l$/min）
3. 静脈路の確保
4. 喉頭，咽頭浮腫が進行すれば気管挿管（甲状輪状靱帯切開）
5. 仰臥位で下肢挙上
6. 補液を最大限に輸液（血圧が回復するまで）：1～2 $l$ を補液し，最初の5分間で5～10ml/kg，小児は最初の1時間で10～30ml/kg
7. アドレナリン5～10μg を2～5分間で静注する，循環虚脱であれば50～300μg を静注，必要に応じて追加，もし点滴路がなければアドレナリン0.3mg を筋注，小児の場合は0.01mg/kg を筋注，必要に応じて繰り返し投与
8. $H_1$ 遮断薬（ジフェンヒドラミン25～50mg 静注）を投与
9. $H_2$ 遮断薬（ラニチジン50mg 静注，小児では1mg/kg）を投与
10. $\beta_2$ 作動薬（サルブタモール）を2～3パフ吸入
11. コルチコステロイドを投与する（ヒドロコルチゾン1～5mg/kg）
12. アドレナリン投与で血圧の改善が見られないときは，ドパミン2～20μg/kg/min を点滴静注，反応が悪いときにはノルアドレナリン（ノルアドレナリン1mg/1ml/1A）を100ml に希釈し，0.02～0.04mg/kg/min の投与量で点滴静注
13. アドレナリン抵抗性のとき（β遮断薬，ACE 阻害薬服用患者など），グルカゴン1～5mg（小児では20～30μg/kg，最大1mg）を静注，その後，点滴静注で5～15μg/min
14. 従来の薬物で血圧の回復が見られないときにはバソプレシン2単位を投与し，血圧に応じて2～5単位を繰り返し投与，または4％メチレンブルーを1.5mg/kg（120mg）を1回投与し，その後120mg を症状に応じて点滴投与（確立された治療法ではない）

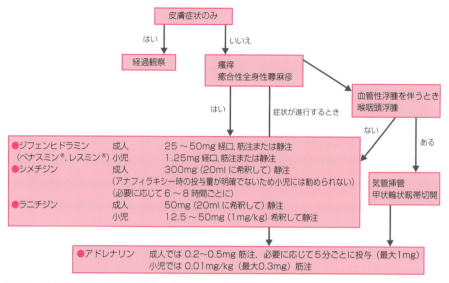

図3 皮膚・粘膜症状に対する治療フローチャート

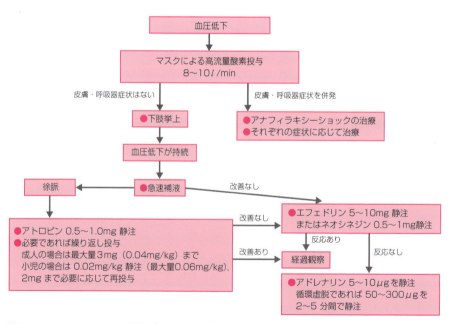

図4 アナフィラキシー時の血圧低下に対する治療フローチャート

アナフィラキシーの治療 第3章

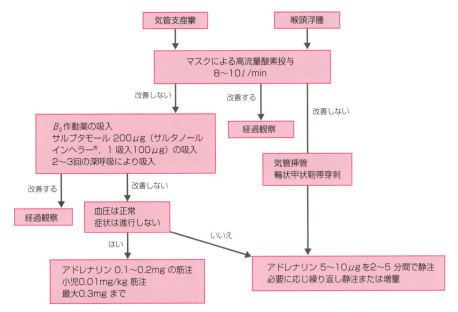

**図5 呼吸器系症状に対する治療フローチャート**

であり，気道の確保，呼吸の管理，循環の管理（救急蘇生のABCはCABの順）。

④重篤な患者ではただちに第一選択薬であるアドレナリンを大腿外側に筋注〔投与の遅れが死亡率の増加（30分以内の投与で死亡率を低下〕。

⑤ステロイドや抗ヒスタミン薬はあくまで第二選択薬。

⑥静脈路を確保。

⑦十分な補液（aggressive fluid resuscitation）。

⑧アナフィラキシーの機序確認のため，可能なかぎり経時的に採血および全尿を蓄尿。最低限，ショック安定後にβトリプターゼの測定。

下肢挙上

血圧低下に対しては，最初にただちに下肢を挙上する。この体位はアナフィラキシーの初期治療での血圧回復に重要である。この操作により約700～800 mlの生理食塩液を輸液したのと同等に有効循環血液量を増加させ，心臓の前負荷を増大できる。ショック患者で循環血液量の減

89

心肺蘇生

**表2　アナフィラキシーショック時の心肺蘇生**

呼吸が認められる ⇒　気道の確保，呼吸補助　⇒　補液1,000mlを急速に！

呼吸がないとき ⇒　心肺蘇生（C-A-B）

　　胸骨圧迫から開始 ⇒ 気道確保 ⇒ 呼吸補助

　　心マッサージは30：2（胸骨圧迫：換気）で100回/min以上の胸骨圧迫

(Vanden Hoek TL, Morrison LJ, Shuster M, et al. Part 12: cardiac arrest in special situations: 2010 American Heart Association Guidelines for Cardiopulmonary Resuscitation and Emergency Cardiovascular Care. Circulation 2010; 122: S829-61 より引用)

少が大きければ大きいほど，下肢挙上により血圧の改善が大きくなる[4]。英国での病院以外のアナフィラキシーの剖検所見では，立位や座位の患者では"心臓に血液がない"虚脱心臓の状態であることが確認されているため[5]，アナフィラキシー時には仰臥位で下肢挙上の体位が強く勧められる[6]。アナフィラキシー発症初期には，腹痛などの症状からトイレに行こうとする場合でも，けっして座位または立位にしてはならない。アナフィラキシーは急激に進行し循環抑制が起こりうるので，座位や立位になったとたんに激しい血圧低下が起こり，最悪の場合には心停止まで進行することがある。

虚脱心臓

心肺蘇生

　循環虚脱や重度な気管支痙攣の場合には，心肺蘇生に準じた治療が必要である。気道の確保，呼吸の管理，循環の管理（救急蘇生のCAB）を行う（表2）。アナフィラキシーと診断した段階で，呼吸があるならば気道の確保を行い，必要に応じて呼吸を補助し，補液1,000 mlを急速に輸液する。一方，呼吸停止であるならば30：2（胸骨圧迫：換気）の頻度で100回/分以上の胸骨圧迫の心肺蘇生（C-A-B）を行う[7]。心肺停止時にはアドレナリンを静注し，患者の状態により点滴静注する。心肺停止時にも急速な補液は必須である。心停止や無脈性電気活動が持続しているときには，アトロピン投与または対外ペーシングを考慮する。患者が若くて心疾患のないアナフィラキシー時には蘇生の可能性が高いので，長時間にわたる蘇生を行う（表3）。

　第一選択薬は高流量酸素（8〜10 $l$）とアドレナリン，補液であり，あくまでステロイドと抗ヒスタミン薬は第二選択薬である。

アナフィラキシーの治療 第3章

### 表3　アナフィラキシーによる心肺停止の治療

1. 心肺蘇生を行う（胸骨圧迫から開始し，気道確保，呼吸補助と進める）。
2. 高用量のアドレナリンを静注する。
   - 1～3mgのアドレナリンを3分間かけてゆっくり静注し，さらに3～5mgのアドレナリンを3分間で静注する。次いで4～10μg/minで点滴静注する。小児は0.01mg/kg〔アドレナリン注原液（1mg/ml）を10倍に希釈し，0.1ml/kgを10μg/minの速度で静注〕を3～5分で心停止の間は繰り返し投与する。
   - 反応がない心停止や無脈性電気活動のときには0.1～0.2mg/kgの高用量アドレナリン投与を考慮する。
3. 急速な補液は必須。できるだけ早く大量（一般的には4～8ℓ）の細胞外液類似液を投与するために，少なくとも2本の太い静脈路を確保し，補液圧迫バックを使用する。
4. 心停止や無脈性電気活動が持続しているときにはアトロピン投与，または体外ペーシングを考慮する。
5. 長時間にわたる蘇生を行う（患者が若くて心疾患のないアナフィラキシー時には蘇生の可能性が高い）。

(Vanden Hoek TL, Morrison LJ, Shuster M, et al. Part 12: cardiac arrest in special situations: 2010 American Heart Association Guidelines for Cardiopulmonary Resuscitation and Emergency Cardiovascular Care. Circulation 2010; 122: S829-61/The diagnosis and management of anaphylaxis: an updated practice parameter. J Allergy Clin Immunol 2005; 115: S483-523 より一部改変引用)

## B 皮膚症状に対する治療（図3）

皮膚症状

皮膚症状は軽度なものから全身性蕁麻疹様発疹まで，その程度はさまざまである。アナフィラキシーショックの初期症状として，蕁麻疹と血管性浮腫はもっともよく見られる所見で80～90％に見られる。皮膚症状と随伴しているほかの症状とを合わせ考え治療を行う。軽度の発疹や蕁麻疹，発赤などの皮膚症状は通常治療の必要はなく経過観察するだけで十分であるが，重篤な瘙痒や全身性蕁麻疹にはステロイドと抗ヒスタミン薬（$H_1$遮断薬）を投与し，高度な蕁麻疹で改善が見られないときにはアドレナリンの投与を考慮する。軽度の症状でも重篤な反応の前駆症状のことがあるので，症状が完全に落ち着くまでは静脈路は必ず確保しておく。

抗ヒスタミン薬

全身性蕁麻疹様発赤を伴うときには急速な輸液が必要であり，時には

数リットルの輸液が必要なこともある。必要とする輸液量は所見・症状および血圧低下の改善の程度から判断する。一般的に地図様蕁麻疹の範囲の程度が大きければ，漏出した血漿量が多いと考えられ，全身に及ぶ融合性の蕁麻疹が見られるときにはさらに高度になる。全身の皮下組織 1mm の浮腫は，約 1.5 $l$ の血管外血漿漏出に相当する。全身性癒合性蕁麻疹の出現があり血圧低下が見られるときには，大量輸液が必須である。

**血管性浮腫**　血管性浮腫はほとんど蕁麻疹を伴って出現し，もっともよく見られる部位は顔面，特に口唇と眼瞼の周囲である。四肢と陰部に見られることもあり，全身のどこにでも発症する。血管性浮腫は抗原投与後 1〜2 時間以内に出現し，通常は 1〜3 日で自然寛解する[8]。血管性浮腫は蕁麻疹に比べて発現頻度は低いが，重篤なアナフィラキシーショックでの死亡原因の大きな要因である。重症アナフィラキシーショックの生存症例では，口唇・顔面浮腫と四肢の浮腫が多いが，死亡症例では喉頭・咽頭浮腫や舌の浮腫の発現頻度が高い[9]。喉咽頭浮腫が見られたときには，早期に積極的な気道確保（気管挿管，輪状甲状靱帯穿刺）を行う。

## C　第一選択薬

### アドレナリン

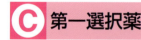

アドレナリンは，システマティックレビューではエビデンスは認められないものの，expert-opinion based medicine では第一選択薬である。アナフィラキシーの循環虚脱や気管支痙攣発症時での死亡は，アドレナリンの投与遅延や不十分な投与量に密接に関連しており可能なかぎり早めに投与すべきであり，アナフィラキシーショック治療時にはアドレナリン投与の禁忌はない。$\alpha_1 \cdot \beta_{1\cdot2}$ アドレナリン作動性作用により，増大した血管浸透性を減少，低下した血管運動性を改善，喉頭浮腫の改

## アナフィラキシーの治療　第3章

<u>血小板活性化因子</u>

善，気管支拡張，化学伝達物質のさらなる放出を抑制，血小板活性化因子（platelet-activating factor：PAF）の活性化抑制などの効果がある。またPAFの活性化は，アナフィラキシー時の血圧低下に密接に関与しているので，アドレナリンはPAFを抑制するため，可能なかぎり早期に投与する[10]。早期のアドレナリン投与は，PAFが誘導するPGE$_2$の放出を抑制する[11]。しかし，実際には多くの救急施設でアドレナリンの投与が十分行われるとはいいがたい。アナフィラキシーによる心停止症例92名の内23％にしかアドレナリンが投与されていなかった。特に昆虫刺傷によるアナフィラキシーより，食物アナフィラキシーにアドレナリンの投与が行われていないことが多い。その理由としては，症状が中等度から軽度であるため，または併発症（妊娠，心血管疾患，高齢者）のため，アドレナリンが禁忌であると思い込んでいるためなどの理由が挙げられている。アナフィラキシー時のアドレナリンの投与には，絶対的禁忌はない[12]ことを強調したい。特に小児では，冠疾患や不整脈などの併発症が通常はないので，アドレナリンの絶対的禁忌はない[13]。

<u>アドレナリン</u>

アナフィラキシーの診断がなされたら，大腿外側部へ迅速に筋注する。皮下注ではなく筋注が勧められる。小児での皮下と筋注を比較した前向き無作為二重盲検研究では，アナフィラキシーの既往歴のある17名の小児を対象に，0.3 mgアドレナリンを筋注または皮下注し，アドレナリン濃度，心拍数，血圧，副作用を比較した。その結果，最高血中濃度が皮下注では34±14 min（5～120分），筋注では8±2 minと筋注のほうが効果の発現が有意に早く，小児でのアナフィラキシーの初期治療時のアドレナリン投与は筋注のほうが好ましい[14]。また，13名の健康成人でのクロスオーバー研究で，0.3 mgアドレナリンの上腕部での皮下注と筋注，大腿部での筋注を比較した結果，アナフィラキシーの初期治療では大腿部の筋注がもっとも好ましい[15]。

アドレナリン（1 mg/ml）の投与量は，0.2～0.5 mlを筋注する。小児では0.01 mg/kgで最大0.3 mgまでを投与する。症状の改善が見られるまで5分おきに筋注する。症状の改善が見られないときや循環虚脱時，心肺蘇生時には，高用量のアドレナリンを静注する。1～3 mgア

ドレナリンは 3 分間かけてゆっくり静注し，4 〜 10 μg/min で持続点滴を行う[16]。小児では 0.1 μg/kg/min が勧められている。

**アドレナリンの筋注**

アナフィラキシー時のアドレナリンの筋注での有害反応は少ない。1 施設の研究であるが，573 名のアナフィラキシー患者の 58％に対してアドレナリンを投与した。筋注した 316 名の内 4 名（1.3％）のみに有害反応が見られたが，一方アドレナリンを静注した 30 名の患者では 3 名（10％）に有害反応が見られた。筋注では過量投与が見られなかったが，静注では 13％に過量投与が見られた[17]。静注の場合には十分な注意が必要である。アドレナリンの筋注用量に関しては各ガイドラインで同じであるが，静注や点滴静注に関してはガイドラインにより差が見られる（表4）。患者の状態に基づき，十分な循環系のモニターを行い，必要最少限のアドレナリン投与量から始めることが安全である。小児での診断基準の血圧と，アドレナリ，ドパミンの投与量を表5に示す。

**ドパミン**

**ノルアドレナリン**

アドレナリン投与で血圧の改善が見られないときは，ほかのカテコラミンであるドパミンやノルアドレナリンの点滴静注を行う。

アナフィラキシーショック時の第一選択薬はアドレナリンであるが，現状ではアナフィラキシー治療においての適切な投与量の観点からすれば過少投与の傾向がある。適切に投与されれば，アドレナリンの治療上の有用性はその危険性に勝る。アナフィラキシーのどのような症状でも発現したとき，すなわち全身的瘙痒，紅潮・蕁麻疹・血管性浮腫が循環器系症状がなくとも全身的に発現したときには，重症化を防ぐためにただちにアドレナリンを筋注することが勧められる。アナフィラキシーによる死亡は，通常アドレナリン投与の遅延や不十分な投与量の結果であることが多い。投与の遅れが死亡率を増加させており，30 分以内の投与で死亡率を低下させる[18]。

アドレナリンやほかのカテコランの不適切な静注を行ったときには，心筋障害や心機能障害を起こし，心室性頻脈，異常高血圧，心筋障害，冠動脈痙攣，肺水腫などの副作用を発症し，ショックをより悪化させる可能性があるので，投与経路と投与量は慎重に決定し，静注や点滴静注のときには循環動態を厳密にモニターする。

## 表4　各ガイドラインによるアドレナリン投与量

**筋注**
　　成人では 0.2～0.5mg，必要に応じて5分ごとに投与（最大 1mg）
　　小児では 0.01mg/kg（最大 0.3mg）筋注

**静注（血圧低下）**
　　5～10μg（0.2μg/kg）

**静注（循環虚脱時）**
　　100～300μg（米国）
　　100～200μg（仏国，スカンジナビア，オーストラリア）
　　必要に応じて1～2分ごとに
　　50μg（英国）

**点滴静注**（一般的に点滴静注が勧められる）
　　5～15μg/min（初期投与量，米国3学会）
　　1～4μg/min（米国）
　　0.05～0.1μg/kg/min（仏国，スカンジナビア，オーストラリア）


## 表5　小児での血圧低下に対する対処およびアドレナリンとドパミンの投与量

### Ⅰ．年齢別の血圧低下の定義

| 年齢 | 収縮期血圧（mmHg） |
| --- | --- |
| 新生児（0～28日） | <60 |
| 乳児（1～12月） | <70 |
| 小児（>1～10歳） | <70＋（2×年齢） |
| 10歳以上 | <90 |

### Ⅱ．心停止または重症血圧低下の小児でのアドレナリンとドパミンの点滴投与量

| 薬物 | 投与量 | 準備＊ |
| --- | --- | --- |
| ドパミン | 2～20mg/kg/min | 6 × body weight (in kg) = number of mg diluted to total 100ml saline; then 1ml/hr delivers 1mg/kg/min |
| アドレナリン | 0.1mg/kg/min | 0.6 × body weight (in kg) = number of mg diluted to total 100ml saline; then 1ml/hr delivers 0.1mg/kg/min |

＊：点滴投与量は"6の規則"を使用する．点滴速度は（ml/hr）＝〔体重(kg)×用量(mg/kg/min)×60 min/hr〕/濃度(mg/ml)．
(Lieberman P, Nicklas RA, Oppenheimer J, et al. The diagnosis and management of anaphylaxis practice parameter: 2010 update. J Allergy Clin Immunol 2010; 126: 477-80, e1-42 より引用)

## 補　液

アナフィラキシーショックの病態は，末梢静脈系の弛緩と血管外漏出による静脈還流の減少による循環血液量減少性 - 血液分布異常性ショックを呈し，かつ心収縮力の低下を伴う混合性ショックである。アナフィラキシーショックの初期には，有効循環血液量の減少は20〜50％に及んでいるため積極的な輸液治療（aggressive fluid resuscitation）が必須である[19]。アナフィラキシーショックの可能性があり，血圧低下が見られたときには，ただちに輸液を開始する。ただし，アナフィラキシーショック時には輸液だけで治療することは不可能であるので，臨床所見・症状に応じて薬物療法を行う必要がある。十分な輸液なしでカテコラミンのみ投与したため，β受容体数の減少（down-regulation）による遅延性の心不全が持続し，改善に苦慮した症例報告がある[20]。

初期輸液の選択に関しては，乳酸リンゲル液や生理食塩液，膠質液を最初の5分間で5〜10 ml/kgを投与し，必要に応じて25〜50 ml/kgを輸液する[6]。乳酸リンゲル液，生理食塩水，または膠質液を2 lから4 l急速輸液し，血圧の反応を確認する。血圧低下が持続するようであれば，さらに25〜50 ml/kgを輸液し，輸液量が不足していると考えられたならば，10分間で1 lの輸液を行い，血圧低下の程度を再度評価し，その後の輸液投与量を決定する。小児では最初の1時間で30 ml/kgの補液（日本アナフィラキシーガイドラインでは10 ml/kg）を行う。アナフィラキシーショックの循環虚脱時の血圧低下は細胞外液製剤では改善することができなく，最初から代用血漿を投与すべきであるとの意見もあり，著者は循環虚脱の程度にもよるが，血圧低下が激しいときには代用血漿のヒドロキシエチルデンプン130000（ボルベン輸液6％®）を好んで用いている。動物実験ではあるが，アドレナリンとともにヒドロキシエチルデンプンの投与は細胞外液類似液より効果的である[21]。

大量輸液時には十分な循環系のモニターが必須であるが，簡便な指標である血圧上昇と脈拍数減少，脈圧増加，尿量増加などの効果があれば

*有効循環血液量*
*輸液治療*

*β受容体数の減少*

*細胞外液製剤*
*代用血漿*

アナフィラキシーの治療 第3章

至適輸液量であり，血圧低下の回復程度を再度評価し，その後の輸液投与量を決定する．短時間に大量の輸液を行うときには，中心静脈圧やスワン・ガンツ®カテーテルの測定による肺動脈圧，肺動脈楔入圧，右心房圧，心拍出量をモニターしながら輸液量を決定する．非侵襲的検査では食道心エコーを使用して，左室の前負荷および後負荷をモニターすることにより輸液量と投与薬物を決定する．食道心エコー検査でアナフィラキシー発症時の心臓を評価した報告では，右心カテーテル法では中心静脈圧と肺動脈楔入圧が上昇していたのにかかわらず，心エコー検査所見では心筋収縮力は保持されているが，左室容量が減少していた．このことは，肺での大量の血管外漏出と昇圧薬による血管収縮により血管内容量の縮小が生じており，有効循環血液量が減少していることを示している．1,500 ml の代用血漿剤を左室容量が正常化するまで輸液し，カテコラミンの投与を中止できた．血圧と酸素飽和度は正常化したが，中心静脈圧と肺動脈楔入圧には変化がなかった．食道心エコー検査は，血管内の有効循環血液量を評価するのに有用である[22]．

<sub>食道心エコー検査</sub>

アナフィラキシーショックは急性期疾患であるため，循環動態が安定してからは一般的な維持輸液を行う．初期症状の治療に成功したのちに，抗原の投与が見られないにもかかわらず，数十分後から8～36時間後に血圧低下，喉頭浮腫，気管支痙攣，皮膚症状（紅斑，蕁麻疹）などの症状が発現する二相性アナフィラキシーが発症するときは，急性期と同様な輸液と薬物治療が必要となる．少なくとも24時間以内は，輸液路の確保と十分な観察が必要である．

<sub>二相性アナフィラキシー</sub>

## 酸　素

どのような重症度でも低酸素血症を改善することが肝要であり，酸素飽和度のモニターは有用である．気道の確保を行い，ただちに高流量（8～10 $l$/min）の酸素を投与する．軽度の気管支痙攣による呼吸困難に対しては$\beta_2$アドレナリン作動薬の吸入を行い，必要に応じてマスクによる補助呼吸を行う．$\beta_2$アドレナリン作動薬の3回吸入を行い，気

<sub>低酸素血症</sub>

<sub>$\beta_2$アドレナリン作動薬</sub>

管支痙攣が改善しなければアドレナリンの吸入を行う．さらに改善がなければアドレナリンの投与を行う．上気道症状，特に血管性浮腫が強い症例で上気道閉塞が疑われる症例では，早期の気管挿管や輪状甲状靱帯穿刺が勧められる．喉頭浮腫には$\beta_2$作動薬は効果がないことが多く，時には悪化させることがあるので，アドレナリンの筋注または吸入を行う．

## D 第二選択薬（抗ヒスタミン薬，ステロイド）

### グルココルチコイド

グルココルチコイド

Cochrane システマティックレビューでは，グルココルチコイドもエビデンスは見出せなく，アナフィラキシーの急性期緊急処置でのステロイドの使用についてエビデンスはないと結論している．アナフィラキシーショック時に使用すべきか否かを支持するだけのデータはない．しかしながら，治療の目的でのステロイドの使用を支持も拒否もすることはできない[23]．

グルココルチコイドは，静注投与後 4〜6 時間は作用発現が見られないので，アナフィラキシーショックの急性期治療では一般的に効果はない．特発性アナフィラキシーの予防には効果がある．無作為対照試験では証明されていないが，グルココルチコイドはアナフィラキシーショック発症後の二相性ショックや遅延性ショックには効果が期待できる可能性があるため，将来的な効果を期待して投与することは意味がある．実際，米国 35 小児病院でのアナフィラキシー小児 5,203 人を対象にした研究では，アナフィラキシー発症後早期のグルココルチコイド投与により 2 日間以上の入院期間（二相性ショックや遅延性ショック発症の指標として）を短縮し，入院初日以後の使用アドレナリン量が減少した．これらのことより二相性ショックや遅延性ショック発症を予防していると

二相性ショック
遅延性ショック

考えられ，予防のためには小児アナフィラキシーではグルココルチコイドの使用を勧めている[24]。

投与法は，6時間ごとにメチルプレドニゾロンの1〜2 mg/kg/day相当量を投与する。軽度な症状にはプレドニゾロン0.5 mg/kg（最大50 mg）を経口投与する。

## 抗ヒスタミン薬

抗ヒスタミン薬 　抗ヒスタミン薬はアナフィラキシーの治療には役立つ可能性はあるが，その作用はアナフィラキシーショック発症に関与する多くの化学伝達物質のひとつであるヒスタミンにのみ作用する薬物であるので，あくまでアナフィラキシーショックの治療では補助的なものである[25]。抗ヒスタミン薬の有用性に関してのシステマティックレビューでは，無作為対照試験の研究数が少なく治療上の有用性は明らかにできない[26]。$H_1$遮断薬

$H_1$遮断薬は局所的な軽度なアレルギー反応，例えばアレルギー性鼻炎やアレルギー性結膜炎，蕁麻疹に対して効果があることがメタ分析で確認されている[27]。アナフィラキシーの治療では，$H_1$遮断薬は瘙痒や発疹，蕁麻疹・血管性浮腫などの皮膚症状を改善し効果がある[25]。しかし，気道閉塞や消化管症状，ショックのほかの症状を改善するとは考えられない。現在の時点でEBMに基づくエビデンスはないが，十分な無作為対照試験が行われるまで，ヒスタミンの生理学的作用を考えると多くのガイドラインに従い$H_1$と$H_2$遮断薬は使用してもよいと考えられる。抗ヒスタミン薬はあくまでも第二選択薬であるので，アドレナリン投与と十分な補液投与後に併用すべきである。

$H_2$遮断薬

ジフェンヒドラミンを成人では25〜50 mg，小児では1mg/kg（最大50 mg）を早期から投与し，アナフィラキシー症状が続いているときには4〜6時間ごとに繰り返し投与する。$H_2$遮断薬（シメチジン，ラニチジンなど）のアナフィラキシーショックに対する効果に関しては議論があるが，$H_1$遮断薬と$H_2$遮断薬の組み合わせのほうが$H_1$遮断薬単独での治療より効果があるとの報告が見られる[28]。アナフィラキシーのヒス

タミン誘導性症状は $H_1$ 受容体と $H_2$ 受容体を介していることが知られているので，アナフィラキシーショック時には $H_1$ と $H_2$ 遮断薬の両者を投与すべきである[25]。シメチジンとラニチジンが多く使用されているが，ラニチジンは薬物相互作用が少ないので勧められる。シメチジンは小児での用量が確立されていないので，小児には適していない。投与時には血圧低下に注意し，緩徐に投与する。

##  カテコラミン抵抗性血圧低下に対する治療

β遮断薬

アンジオテンシン変換酵素阻害薬

グルカゴン

β遮断薬，アンジオテンシン変換酵素阻害薬の長期服用患者では，アナフィラキシーの発症頻度が高く，アドレナリン抵抗性のアナフィラキシーに陥りやすい[29]。カテコラミン抵抗性アナフィラキシーの治療には，グルカゴン，メチレンブルー，バソプレシンなどの薬物治療が行われている。また，造影剤による重篤なアナフィラキシーショックで循環虚脱と心停止の患者に対して従来の治療とバルーンパンピングでは治療が無効であり，膜型人工肺（extracorporeal membrane oxygenation：ECMO）が有効であった報告もある[30]。

### グルカゴン

β遮断薬長期服用患者でのアドレナリン抵抗性血圧低下に対しては，グルカゴンが効果的である[31)32)]。62論文のメタ分析では症例報告のみで明らかなエビデンスがないが，長期間のβ遮断薬服用患者でのアナフィラキシーショックの治療には有用性がある可能性がある[33]。グルカゴンは陽性心筋変力作用と陽性心筋変時作用があり，β受容体を介することなしに作用する。日本ではグルカゴンの使用症例はまれであると思われるが，β遮断薬を服用中の患者の造影剤による難治性アナフィラキシーに対するグルカゴンの効果の報告がある[34]。初期投与量として１〜

5 mg を投与し（小児では 20 〜 30 μg/kg，最大 1mg），その後 5 〜 10 分ごとに 1mg を投与し，ついで 5 〜 15 μg/min を持続投与する。副作用としては，吐き気，嘔吐，めまい，低カリウム血症，血糖異常が見られる。特に嘔吐には留意し，気道確保を確実に行う。

## バソプレシン

バソプレシン

　心肺蘇生時でのバソプレシンの有効性が動物実験と昆虫刺傷によるアナフィラキシー臨床症例で報告されている。また，薬物（Gelafusal®）によるアナフィラキシーショックの臨床症例で，アドレナリン抵抗性の血圧低下に対して，バソプレシン 10 単位の静注とそれに続く 40 単位の投与により，循環動態の改善が見られた症例が報告されている[35]〜[37]。同様にバソプレシン類似物質である長時間作用性のテルリプレシンによりアドレナリン抵抗性循環虚脱に対して効果があった症例が報告されている[38]。

アドレナリン抵抗性循環虚脱

　アナフィラキシーショック家兎モデルを使用して，バソプレシンのアナフィラキシーショック時の循環抑制と生存率に対する効果を検討した研究[39]では，0.08 U/kg バソプレシンは生存率を改善したが，0.8 U/kg バソプレシンは対照群と同様な生存率であった。0.08 U/kg バソプレシンは，対照群に比べて平均血圧をショック発症後 5 分以内に 36 〜 109% 有意に増加させた。低用量バソプレシンはアナフィラキシーショック時の血圧低下を有意に改善し，生存率をも改善した。アナフィラキシーショックに対するバソプレシンの作用機序は明確ではないが，敗血症性ショック時のようにバソプレシン補充による効果より，$V_1$ 受容体を介する血管収縮により体血管抵抗を増加させ，循環動態を安定化する機序と推測される。同様に動物実験においてバソプレシンの有用性が確認されている[40]。これらの動物実験結果と症例報告とを併せ考えると，アナフィラキシーショック時の難治性血圧低下に対してバソプレシンは有用な治療薬である可能性がある。

　バソプレシンは 2 IU を症状に応じて静注する。しかし，高用量の投

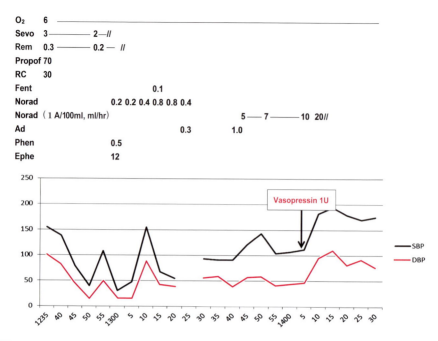

**図6 アナフィラキシーショック時のカテコラミン抵抗性血圧低下に対するバソプレシンの効果**

麻酔導入時に筋弛緩薬によりアナフィラキシーショックを発症した症例で，従来のカテコラミン（アドレナリン，ノルアドレナリン）による治療では抵抗性を示し血圧の回復が見られなかった症例において，バソプレシン1Uで劇的に血圧回復が見られた症例である．
Sevo：セボフルラン，Rem：レミフェンタニル，Propof：プロポフォール，Fent：フェンタニル，Norad：ノルアドレナリン，Ad：アドレナリン，Phen：フェニレフリン，Ephe：エフェドリン，SBP：収縮期血圧，DBP：拡張期血圧

与ではむしろ効果がないことより，臨床症例で使用するときには投与量に関しては慎重な扱いが必要である．一方，アドレナリンとバソプレシンの同時投与では生存率が増加するが，バソプレシン単独投与では生存率の増加が見られなかった動物実験の報告もある[41]．現在のところ，バソプレシンとアドレナリンとの比較での有効性の無作為対照試験がないため，バソプレシンのアナフィラキシーに対する有効性のエビデンスは明確ではない[42]が，臨床的に有効な症例が多く報告されている．著者らの自経験を図6に示す．カテコラミンの効果が少なく，アドレナリンとノルアドレナリンで血圧維持が困難であった筋弛緩薬ロクロニウムの

**バソプレシン**　アナフィラキシー症例であり，バソプレシン1Uで劇的に循環抑制が改善した。オーストラリアのガイドラインでは，バソプレシン1〜2U（0.03 U/kg）を1回投与し，2 U/hrの点滴投与を勧めている[43]。

## メチレンブルー

**一酸化窒素**　さまざまな原因による循環性ショック時にL-アルギニンからの一酸化窒素（nitric oxide：NO）の生合成が変化することが知られており，アナフィラキシーショック時にも，抗原投与直後からNOの過剰産生が見られ，血圧低下とNOの産生量が負の相関関係にある。アナフィラキシー発症直後にNO濃度は約3〜4.8μMまでに急激に増加し，NOの産生過剰が抗原投与後30分から60分間持続する[44]。アナフィラキシー時の過剰NOは，アナフィラキシーショック時に放出される化学伝達物質が血管内皮細胞を刺激し，構成型一酸化窒素合成酵素（constitutive nitric oxide synthase：cNOS）を介して産生されている。

**メチレンブルー**　メチレンブルー（methylene blue：MB）はアドレナリン抵抗性アナフィラキシーの難治性血圧低下に対して有効である[45]。造影剤によるアナフィラキシーショック時に1.5〜2 mg/kgのMBの静注により血圧低下の急速な改善と，そのほかのアナフィラキシー症状の改善が見られている[45]。

NOは可溶性グアニル酸シクラーゼを活性化することで組織内のサイクリックグアノシン3',5'-一リン酸（cGMP）濃度を上昇させ血管拡張を来す。可溶性グアニル酸シクラーゼの阻害薬であるMBはL-アルギニン-NO系をブロックすることにより，アナフィラキシーショック時の循環抑制を改善させる可能性がある。アナフィラキシーショック家兎モデルを用いて，MBの投与量により2群に分け，アナフィラキシーショック時の循環抑制に対する効果を検討した。高用量（10 mg/kg/hr）のMBは循環抑制を悪化させ，生存率を低下させた。一方，低用量（2 mg/kg/hr）のMBは平均動脈圧には有意な作用を及ぼさなかったが，中心静脈圧を有意に上昇させた。アナフィラキシーの病態形成に関与しているNO過剰産生の観点からは，低用量では過剰部分のNO

産生〔誘導型一酸化窒素合成酵素（nitric oxide synthase：NOS）によるNO〕を抑制するためか効果のあるものの，高用量では生理機能を司っているNO（構成型NOSによるNO）までを抑制するためか，むしろ病態を悪化させる．L-NAMEでNOを完全に抑制したとき心機能が障害される状態と同じような病態[44)46)]が高用量MBの投与時に起こっていると考えられる．しかし，臨床で実際的に救命症例が報告されており，臨床的には投与量に十分な注意をすれば効果的な薬物である．

4% MBを1.5 mg/kg（120 mg）を1回投与し，その後120 mgを症状に応じて点滴投与する[47)48)]．

## F アレルギー性急性冠症候群（Kounis syndrome）に対する治療

急性冠症候群に対しては，American Heart Association/American College of Cardiologyガイドライン[49)〜51)]に基づいて治療するが，アナフィラキシーに対する治療が優先される．非アナフィラキシー時の急性冠症候群ではアドレナリンは使用されないが，アナフィラキシー時のアレルギー性急性冠症候群ではアドレナリンが第一選択であり，慎重な投与が必須である．ニトログリセリンは収縮期血圧が90 mmHg以上，または基礎血圧から30 mmHg以上の低下がないときに使用する．ヘパリンは48時間の投与を行う．β遮断薬はアドレナリンの作用を減弱する可能性があるので，使用については議論がある．Ca拮抗薬は急性冠症候群での第一選択薬ではないが，アナフィラキシー時の冠症候群では使いやすい．補液は十分量の投与が必須であるが，本病態のときには左室機能不全，肺水腫を発症しやすいので厳格なモニターを行い慎重に投与する．疼痛に対するモルヒネは肥満細胞脱顆粒を促す可能性があり，アナフィラキシー増悪の可能性があるので使用しないほうが賢明である．疼痛管理にはフェンタニルが適している[52)]．

## G 妊娠後期のアナフィラキシーに対する治療

妊娠中

妊娠中のアナフィラキシーはまれであり，100,000分娩につき約3%である[53]。しかし，妊婦ではアナフィラキシーが発症したときは重篤化しやすく，母児ともに低酸素 – 虚血性脳症や死亡する危険性が高い[12]。原因薬物の明確な統計はないが，βラクタム抗生物質やラテックスの報告が多い。アナフィラキシーの一般的な症状に加え，子宮収縮，外陰部の瘙痒，腰痛，胎児仮死，早期分娩の症状が発現する（図7）。治療としては非妊娠時と同様であり，アドレナリンの迅速な投与，高流量酸素，補液（5分以内に5〜10 ml/kg）である。体位はただちに左側臥位または妊娠子宮の左側偏位とし，子宮動脈圧を維持するため収縮期血圧を90 mmHg以上に保つ。アナフィラキシーショックで循環虚脱になれば心肺蘇生が必要であり，胎児仮死が持続すれば緊急帝王切開の適用となる[54]。

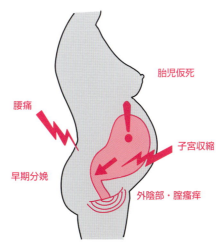

**図7　妊娠後期のアナフィラキシー症状・所見**

(Simons FER, Schatz M. Anaphylaxis during pregnancy. J Allergy Clin Immunol 2012; 130: 597-606 より引用)

## Ⓗ 2歳以下の乳児のアナフィラキシーに対する治療

　基本的に成人のアナフィラキシーの治療手順と同じである（図8）[55]。
　抗原の曝露の中止，または静脈内投与薬物の中止，循環，呼吸，皮膚状態を迅速に評価する。患児は治療者の腕で仰臥位とし，アドレナリン0.01 mg/kgを大腿部外側に筋注する。院外ではエピペン®（0.15 mg）を使用する。高流量の酸素（8～10 $l$/min）を密着したマスクで投与する。静脈路の確保ができたら生理食塩液を5分から10分で10～20 ml/kgを投与する。酸素飽和度，呼吸数，心拍数，血圧をモニターする。必要があれば，心肺蘇生を行う。4 cmの深さで胸骨圧迫を100/min，呼吸数を15～20/minで行う。抗ヒスタミンとグルココルチコイドを投与する。二相性アナフィラキシーは乳幼児でも起こりうる。小児では，アナフィラキシーショックへの進行を食い止めるためには呼吸器症状の出現時期にアドレナリン投与を勧めている。

二相性アナフィラキシー

　アナフィラキシーで救急外来を受診する患者数は，ほかの疾患に比べて多いものでなく，すべての医師がアナフィラキシーの治療に習熟していないのが現状であると思われる。European Academy of Allergology and Clinical Immunologyで試みている救急部でのアナフィラキシーの診断・治療のマニュアルを図9に示す。アナフィラキシーの患者，特に乳幼児・小児が受診したときに，的確に診断・治療ができるようにこのようなマニュアルを作成して，救急部に置いておくのも一つの手段である。

アナフィラキシーの治療 第3章

**1** アナフィラキシーを認識・治療するための緊急のプロトコールを持ち運ぶ。
**2** アレルゲンからの曝露を取り除く，点滴なら中止にする。
**3** 循環，気道，呼吸，皮膚，体重を評価する。
**4** 迅速に，同時に医療機関であれば蘇生チームに，または病院外であれば119番に連絡し援助を求める。

**5** 乳児を介護者の腕の上で仰臥位または半仰臥位とする。

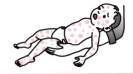

**6** 大腿外側にアドレナリンを筋注する。
医療機関であれば0.01mg/kg，院外であればアドレナリン自己注射器0.15mgを使用する。

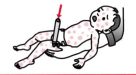

**7** 顔に密着したマスクで高流量酸素（8～10$l$）を投与する。

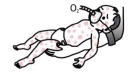

**8** 静脈路を確保し補液を開始する。最初の5～10分間で10～20mlを投与する。

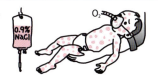

**9** 呼吸数，心拍数，血圧，酸素飽和度を持続的に観察する。可能であればモニターまたは自動血圧計を装着する。

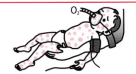

**10** 心肺蘇生が必要であれば，4cmの深さで100/minのリズムで胸骨圧迫と，15～20/minの呼吸で行う。

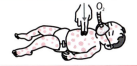

**図8 2歳以下の乳児のアナフィラキシーの場合の治療手順**
可能なかぎり迅速にアナフィラキシーと診断して，4，5，6を迅速に同時に行う。
〔Simons FER, Sampson HA. Anaphylaxis: unique aspects of clinical diagnosis and management in infants (birth to age 2 years). J Allergy Clin Immunol 2015; 135: 1125-31 より引用〕

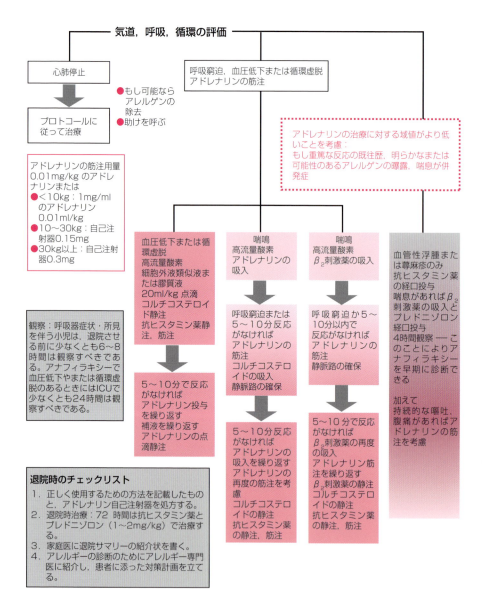

**図9 救急部でのアナフィラキシーの初期治療手順のサンプル**

(Muraro A, Roberts G, Clark A, et al. The management of anaphylaxis in childhood: position paper of the European Academy of Allergology and Clinical Immunology. Allergy 2007; 62: 857-71 より引用)

# 第3章 アナフィラキシーの治療

## I 麻酔中のアナフィラキシーに対する治療

麻酔中

麻酔中のアナフィラキシー治療は，一般的にガイドラインに示されているものと特に変わるものではない。原因と思われる薬物をすべて中止して，純酸素で換気を行う。手術の進行具合と患者の状態の判断により，手術チームとともに手術の続行が可能か否かを決定する。

純酸素での換気により酸素飽和度のモニターを行い，低酸素血症を最大限防ぐ。血圧低下については，軽度の場合はエフェドリンやネオシネジンなどの昇圧薬を使用し，皮膚粘膜所見が全身的で，血圧低下が改善しないときには，軽度時には $10 \sim 20 \mu g$，高度時には $100 \sim 200 \mu g$ のアドレナリンを静注する。十分な血圧維持ができるまで1～2分ごとに投与し，血圧低下が改善しないときには遅滞なく投与量を増加する。静脈内点滴は $0.05 \sim 0.1 \mu g/kg$ を投与し，静脈内投与時は循環系指標を厳密にモニターする[56]。

重症アナフィラキシーショックの生存症例では，口唇・顔面浮腫と四肢の浮腫が多いが，死亡症例では喉頭・咽頭浮腫や舌の浮腫の発現頻度が高い[9]。そのため，重篤なアナフィラキシーショックが術中見られたときには，術後早期の抜管には十分注意しなければならない。喉咽頭浮腫の程度を確認したうえで抜管時期を決定する。もし，喉咽頭浮腫が見られたときには，積極的な気道確保と人工呼吸を行い，浮腫の改善を確認したのちに抜管する。

喉咽頭浮腫

## J 予防法

アナフィラキシーの予防のためには，既往歴の徹底的な検討が必須である。蕁麻疹，血管性浮腫，紅潮，瘙痒，上気道の閉塞または狭窄，消化器症状（嘔気，嘔吐，下痢），意識消失または意識消失になりそうになった，血圧低下，下気道の閉塞（気管支喘息様症状），めまいなどの

**皮膚・粘膜所見**

症状発現の有無を確かめる。このような症状を呈したときの状態と抗原物質（薬物や食物，昆虫刺傷など）との関連を検討する。既往歴を聴取するときには皮膚・粘膜所見が重要であり，皮膚粘膜所見がないときにはアナフィラキシーではない可能性が強い。もし既往歴で疑わしい抗原物質があるときには，その物質および交差抗原性のある物質の曝露を避けることが最大の予防法である。抗原の徹底的な排除によってしか，アナフィラキシーを防ぐことができない。一般的には薬物を投与するときに，非経口投与は経口投与に比べてより重篤な反応を示す。薬物を静脈内に投与したときには20〜30分は観察下に置き，また経口投与では2時間は経過観察する。

**アトピー**

患者がアナフィラキシーであるならば必ず原因物質の検索を行い，文書で危険性のある物質（薬物）を患者に教え，その抗原を避けることを患者に教育する。アトピーは昆虫刺傷やラテックスによるアナフィラキシーでは危険因子であり，造影剤によるアナフィラキシーでは危険因子の可能性があるが，薬物によるアナフィラキシーでは危険因子ではない[42]。ほかの麻酔薬ではアトピーは危険因子ではないが，非特異的IgE値が高いアトピーの患者ではプロポフォールとラテックスによるアナフィラキシーの危険性が高い[57]ことをアトピー患者の麻酔時には念頭に置く。アレルギーの既往歴があり日常生活で抗原物質に曝露される可能性のある患者には，アドレナリン自己注射器（エピペン®，ファイザー株式会社）を処方する。アナフィラキシーの予防でもっとも大切なことは，抗原物質を認識し曝露されないようにすることを患者に教育することである。

**造影剤**

アナフィラキシーの薬物による予防法に関しては，造影剤で確かめられている。

① 使用予定の13，7，1時間前にプレドニゾロン50 mgを経口，またはヒドロコルチゾン200 mgを静注する。

② 使用の1時間前にジフェンヒドラミン50 mgを経口投与，または静注する。

③ 使用の1時間前に狭心症，不整脈などの禁忌がなければ，エフェドリ

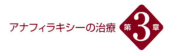

ン 25 mg を経口投与する。
④非イオン性低浸透圧造影剤を使用する。

造影剤　　　これらの前処置を行えば造影剤による非免疫学的アナフィラキシーは抑制することができ，0.5％の患者のみが再度反応を発症した[58]。これ
蛍光造影剤　らの方法で造影剤や蛍光造影剤による有害反応（アナフィラキシー）と特発性アナフィラキシーの発症頻度が減少することは確認されている[42)59)]が，ほかの薬物によるアナフィラキシーの既往歴のある患者で，
予防法　　　本予防法が有効である明確なエビデンスはない。麻酔前の $H_1$ と $H_2$ 遮断薬とコルチコステロイドの前投薬はほとんど意味がなく，むしろアナフィラキシーが起こったときにこれらの薬物の前投薬により初期症状の発現が抑制され，アナフィラキシーの診断が遅れ，アナフィラキシーショックを重篤な状態でしか認識できないことがある。そのため，このような前投薬は行わないほうがよいとの意見もある[57]。システマティッ
前投薬　　　クレビューでは，前投薬の有用性は疑われており，アレルギー反応の既往歴のある患者でのこのような前投薬が有用であることを支持するような十分なデータはない。このような患者を治療するときに，医師は前投薬の効果を信頼すべきではないとされている[60]。

### ●文献

1) Simons FER, Ardusso LR, Bilo MB, et al. World Allergy Organization anaphylaxis guidelines: summary. J Allergy Clin Immunol 2011; 127: 587-93, e1-22.
2) Simons FER, Ardusso LR, Bilo MB, et al. World Allergy Organization guidelines for the assessment and management of anaphylaxis. WAO Journal 2011; 4: 13-37.
3) 日本アレルギー学会 anaphylaxis 対策特別委員会．アナフィラキシーガイドライン．東京：一般社団法人日本アレルギー学会：2014
4) Boulain T, Achard JM, Teboul JL, et al. Changes in BP induced by passive leg raising predict response to fluid loading in critically ill patients. Chest 2002; 121: 1245-52.
5) Pumphrey RS. Fatal posture in anaphylactic shock. J Allergy Clin Immunol 2003; 112: 451-2.
6) Oswalt ML, Kemp SF. Anaphylaxis: office management and prevention. Immunol Allergy Clin North Am 2007; 27: 177-91, vi.
7) Vanden Hoek TL, Morrison LJ, Shuster M, et al. Part 12: cardiac arrest in

special situations: 2010 American Heart Association guidelines for cardiopulmonary resuscitation and emergency cardiovascular care. Circulation 2010; 122: S829-61.
8) Bousquet PJ, Kvedariene V, Co-Minh HB, et al. Clinical presentation and time course in hypersensitivity reactions to beta-lactams. Allergy 2007; 62: 872-6.
9) Greenberger PA. Anaphylactic and anaphylactoid causes of angioedema. Immunol Allergy Clin North Am 2006; 26: 753-67.
10) Sicherer SH, Leung DY. Advances in allergic skin disease, anaphylaxis, and hypersensitivity reactions to foods, drugs, and insects in 2012. J Allergy Clin Immunol 2013; 131: 55-66.
11) Vadas P, Perelman B. Effect of epinephrine on platelet-activating factor-stimulated human vascular smooth muscle cells. J Allergy Clin Immunol 2012; 129: 1329-33.
12) Simons FER, Ebisawa M, Sanchez-Borges M, et al. 2015 update of the evidence base: World Allergy Organization anaphylaxis guidelines. WAO Journal 2015; 8: 32.
13) Muraro A, Roberts G, Clark A, et al. The management of anaphylaxis in childhood: position paper of the European academy of allergology and clinical immunology. Allergy 2007; 62: 857-71.
14) Simons FER, Roberts JR, Gu X, et al. Epinephrine absorption in children with a history of anaphylaxis. J Allergy Clin Immunol 1998; 101: 33-7.
15) Simons FER, Gu X, Simons KJ. Epinephrine absorption in adults: intramuscular versus subcutaneous injection. J Allergy Clin Immunol 2001; 108: 871-3.
16) Lieberman P, Nicklas RA, Oppenheimer J, et al. The diagnosis and management of anaphylaxis practice parameter: 2010 update. J Allergy Clin Immunol 2010; 126: 477-80, e1-42.
17) Campbell RL, Bellolio MF, Knutson BD, et al. Epinephrine in anaphylaxis: higher risk of cardiovascular complications and overdose after administration of intravenous bolus epinephrine compared with intramuscular epinephrine. J Allergy Clin Immunol In Practice 2015; 3: 76-80.
18) Macdougall CF, Cant AJ, Colver AF. How dangerous is food allergy in childhood? The incidence of severe and fatal allergic reactions across the UK and Ireland. Arch Dis Child 2002; 86: 236-9.
19) Fisher MM. Clinical observations on the pathophysiology and treatment of anaphylactic cardiovascular collapse. Anaesth Intensive Care 1986; 14: 17-21.
20) Otero E, Onufer JR, Reiss CK, et al. Anaphylaxis-induced myocardial depression treated with amrinone. Lancet 1991; 337: 682.
21) Zhang NN, Park DK, Park HJ. The inhibitory activity of atractylenolide capital SHA, Cyrillic, a sesquiterpenoid, on IgE-mediated mast cell activation and passive cutaneous anaphylaxis (PCA). J Ethnopharmacol 2013; 145: 278-85.

22) Visser WA, Santman FW, Gehlmann HR, et al. Transesophageal echocardiography in the management of anaphylactic shock. Can J Anaesth 2000; 47: 478.
23) Choo KJ, Simons E, Sheikh A. Glucocorticoids for the treatment of anaphylaxis: Cochrane systematic review. Allergy 2010; 65: 1205-11.
24) Wang J, Young MC, Nowak-Wegrzyn A. International survey of knowledge of food-induced anaphylaxis. Pediatr Allergy Immunol 2014; 25: 644-50.
25) Winbery SL, Lieberman PL. Histamine and antihistamines in anaphylaxis. Clin Allergy Immunol 2002; 17: 287-317.
26) Alrasbi M, Sheikh A. Comparison of international guidelines for the emergency medical management of anaphylaxis. Allergy 2007; 62: 838-41.
27) Sheikh A, Ten Broek V, Brown SG, et al. H1-antihistamines for the treatment of anaphylaxis: Cochrane systematic review. Allergy 2007; 62: 830-7.
28) Lin RY, Curry A, Pesola GR, et al. Improved outcomes in patients with acute allergic syndromes who are treated with combined H1 and H2 antagonists. Ann Emerg Med 2000; 36: 462-8.
29) Vultaggio A, Matucci A, Nencini F, et al. Drug-specific Th2 cells and IgE antibodies in a patient with anaphylaxis to rituximab. Int Arch Allergy Immunol 2012; 159: 321-6.
30) Zhang ZP, Su X, Liu CW. Cardiac arrest with anaphylactic shock: a successful resuscitation using extracorporeal membrane oxygenation. Am J Emerg Med 2015; 33: 130, e3-4.
31) Javeed N, Javeed H, Javeed S, et al. Refractory anaphylactoid shock potentiated by beta-blockers. Cathet Cardiovasc Diagn 1996; 39: 383-4.
32) Compton J. Use of glucagon in intractable allergic reactions and as an alternative to epinephrine: an interesting case review. J Emerg Nurs 1997; 23: 45-7.
33) Thomas M, Crawford I. Best evidence topic report. Glucagon infusion in refractory anaphylactic shock in patients on beta-blockers. Emerg Med J 2005; 22: 272-3.
34) 井筒琢磨, 中川 孝, 小松寿里ほか. β遮断薬内服中のため治療に難渋した造影剤アナフィラキシーショックによる心肺停止に対してグルカゴン投与で救命できた1例. 仙台市立病院医誌 2015; 35: 62-5.
35) Schummer W, Schummer C, Wippermann J, et al. Anaphylactic shock: is vasopressin the drug of choice? Anesthesiology 2004; 101: 1025-7.
36) Kill C, Wranze E, Wulf H. Successful treatment of severe anaphylactic shock with vasopressin. Two case reports. Int Arch Allergy Immunol 2004; 134: 260-1.
37) Williams SR, Denault AY, Pellerin M, et al. Vasopressin for treatment of shock following aprotinin administration. Can J Anaesth 2004; 51: 169-72.
38) Rocq N, Favier JC, Plancade D, et al. Successful use of terlipressin in post-cardiac arrest resuscitation after an epinephrine-resistant anaphylactic shock

to suxamethonium. Anesthesiology 2007; 107: 166-7.
39) Hiruta A, Mitsuhata H, Hiruta M, et al. Vasopressin may be useful in the treatment of systemic anaphylaxis in rabbits. Shock 2005; 24: 264-9.
40) Dewachter P, Jouan-Hureaux V, Lartaud I, et al. Comparison of arginine vasopressin, terlipressin, or epinephrine to correct hypotension in a model of anaphylactic shock in anesthetized brown Norway rats. Anesthesiology 2006; 104: 734-41.
41) Dewachter P, Raeth-Fries I, Jouan-Hureaux V, et al. A comparison of epinephrine only, arginine vasopressin only, and epinephrine followed by arginine vasopressin on the survival rate in a rat model of anaphylactic shock. Anesthesiology 2007; 106: 977-83.
42) Joint Task Force on Practice Parameters; American Academy of Allergy, Asthma and Immunology; American College of Allergy, Asthma and Immunology; American College of Allergy, Asthma and Immunology; Joint Council of Allergy, Asthma and Immunology. The diagnosis and management of anaphylaxis: an updated practice parameter. J Allergy Clin Immunol 2005; 115: S483-523.
43) Australian and New Zealand Anaesthetic Allergy Group (ANZAAG) and Australian and New Zealand College of Anaesthetists (ANZCA). Anaphylaxis management guidelines. June 2013. http://wwwanzaagcom/Mgmt%20Resourcesaspx
44) Mitsuhata H, Shimizu R, Yokoyama MM. Role of nitric oxide in anaphylactic shock. J Clin Immunol 1995; 15: 277-83.
45) Oliveira Neto AM, Duarte NM, Vicente WV, et al. Methylene blue: an effective treatment for contrast medium-induced anaphylaxis. Medical Sci Monit 2003; 9: CS102-6.
46) Mitsuhata H, Takeuchi H, Saitoh J, et al. An inhibitor of nitric oxide synthase, N omega-nitro-L-arginine-methyl ester, attenuates hypotension but does not improve cardiac depression in anaphylaxis in dogs. Shock 1995; 3: 447-53.
47) Buzato MA, Viaro F, Piccinato CE, et al. The use of methylene blue in the treatment of anaphylactic shock induced by compound 48/80: experimental studies in rabbits. Shock 2005; 23: 582-7.
48) Weissgerber AJ. Methylene blue for refractory hypotension: a case report. AANA J 2008; 76: 271-4.
49) Amsterdam EA, Wenger NK, Brindis RG, et al. 2014 AHA/ACC guideline for the management of patients with non-ST-elevation acute coronary syndromes: a report of the American College of Cardiology/American Heart Association Task Force on Practice Guidelines. J Am Coll Cardiol 2014; 64: e139-228.
50) Amsterdam EA, Wenger NK, Brindis RG, et al. 2014 AHA/ACC guideline for the management of patients with non-ST-elevation acute coronary syndromes: executive summary: a report of the American College of Cardiology/American

Heart Association Task Force on Practice Guidelines. Circulation 2014; 130: 2354-94.
51) Amsterdam EA, Wenger NK, Brindis RG, et al. 2014 AHA/ACC guideline for the management of patients with non-ST-elevation acute coronary syndromes: a report of the American College of Cardiology/American Heart Association Task Force on Practice Guidelines. Circulation 2014; 130: e344-426.
52) Cevik C, Nugent K, Shome GP, et al. Treatment of Kounis syndrome. Int J Cardiol 2010; 143: 223-6.
53) Hepner DL, Castells M, Mouton-Faivre C, et al. Anaphylaxis in the clinical setting of obstetric anesthesia: a literature review. Anesth Analg 2013; 117: 1357-67.
54) Simons FER, Schatz M. Anaphylaxis during pregnancy. J Allergy Clin Immunol 2012; 130: 597-606.
55) Simons FER, Sampson HA. Anaphylaxis: unique aspects of clinical diagnosis and management in infants (birth to age 2 years). J Allergy Clin Immunol 2015; 135: 1125-31.
56) Mertes PM, Malinovsky JM, Jouffroy L, et al. Reducing the risk of anaphylaxis during anesthesia: 2011 updated guidelines for clinical practice. J Investig Allergol Clin Immunol 2011; 21: 442-53.
57) Hepner DL, Castells MC. Anaphylaxis during the perioperative period. Anesth Analg 2003; 97: 1381-95.
58) Greenberger PA, Patterson R. The prevention of immediate generalized reactions to radiocontrast media in high-risk patients. J Allergy Clin Immunol 1991; 87: 867-72.
59) Wittbrodt ET, Spinler SA. Prevention of anaphylactoid reactions in high-risk patients receiving radiographic contrast media. Ann Pharmacother 1994; 28: 236-41.
60) Tramer MR, von Elm E, Loubeyre P, et al. Pharmacological prevention of serious anaphylactic reactions due to iodinated contrast media: systematic review. BMJ 2006; 333: 675.

# 第4章 アナフィラキシーの確定診断

## はじめに

　アナフィラキシーの臨床診断から治療を行い，状態が落ち着いた段階で，その反応が免疫学的アナフィラキシーか非免疫学的アナフィラキシーかの診断は必須である。反応の機序を確認することは，患者の将来的予後にとって重要である。もしIgEアナフィラキシーであれば，抗原物質を日常生活で排除する必要がある。また，薬物によるアナフィラキシーでは，可能なかぎり抗原となった薬物の確定が必要である。将来的な医療で使用できる薬物であるか否かを患者とともに医師が把握しておくことは重要である。免疫学的アナフィラキシーであれば再度抗原物質に曝露されると，1回目以上の激烈な反応を起こす可能性が高い。一方，非免疫学的アナフィラキシーでは，原因物質（薬物）に再度曝露されても，アナフィラキシーを起こすとはかぎらない。免疫学的アナフィラキシーであれば，原因物質によってアナフィラキシーを起こす可能性があることを明記した書類を常に身に着けておくことで，もしアナフィラキシーが不幸にして発症した場合には的確な治療を行うことができる。

　早期の検査では，その有害反応の原因が何であるかの検討のために採血を行う。有害反応発症後4〜6週で十分に抗体が回復したあとに，原因物質の確定検査を行う必要がある。アナフィラキシーショックの急性期の治療とともに，原因物質の確認をもってアナフィラキシーの治療が終了するともいえる。

（欄外注: 反応の機序／免疫学的アナフィラキシー／非免疫学的アナフィラキシー／確定検査）

#  アナフィラキシー発症早期の検査

**血液学的検査**
**ヘマトクリット**
**補体系**

　アナフィラキシーの機序を確認するためリンパ球分画を含めた血液学的検査，ヘマトクリット（血液濃縮のため上昇），血漿ヒスタミンと血中βトリプターゼの測定，補体系の検査（補体溶血活性，C1エステラーゼインヒビター，C3・C4・C5タンパク量）を経時的に行う。測定項目の経時的変動を確認することにより，有害反応の機序をより明確にすることができる。反応発症直後，1時間，3時間，8時間，24時間に20mlを採血する。ヒスタミンはアナフィラキシー発症後5〜10分で上昇し始め，30〜60分間のみしか上昇が持続しないため，発症後1時間以上では血中でその存在を証明することは難しい。

**白血球分画像**
**ヘマトクリット値**
**好塩基球**

　反応早期での白血球分画像とヘマトクリット値は，その異常反応がアナフィラキシーであるか否かの鑑別に役立つ。白血球分画像で好塩基球の消失が認められれば，IgE介在性アナフィラキシーによる反応であることを示唆している。また，アナフィラキシー時には血管拡張と毛細管透過性亢進による循環血液の血管外組織への漏出が起こり，ヘマトクリット値の上昇が見られる。急激な循環虚脱とヘマトクリット値の上昇は，アナフィラキシーを強く示唆する。

**ヒスタミン**
**βトリプターゼ**

　アナフィラキシーとほかの原因が惹起する循環抑制，呼吸不全またはショック状態と鑑別する必要がある（第3章参照）。鑑別診断の方法の一つとして，従来から測定されているヒスタミンに代表される化学伝達物質の測定が行われている。しかし発症早期の段階では，治療が優先するため検査のための採血に時間を費やせないことが多く，臨床状態が安定し，かつ発症よりある程度の時間が経過したあとでは，ヒスタミンを検出することは困難であることが多い。半減期の比較的長いβトリプターゼの測定が勧められる。また，ヒスタミンの放出の間接的証明として，ヒスタミンの代謝産物であり尿中に排泄されるN-methyl-histamineを測定する。アナフィラキシー時の化学伝達物質の測定値による鑑別診断を表1に示す。

## 表1 検査によるアナフィラキシーの鑑別診断

| 検査項目 | コメント |
| --- | --- |
| 血清トリプターゼ | アナフィラキシー発症後60〜90分で最高濃度を示し，6時間持続する。 |
| | 理想的には症状発現後1時間と2時間の間に検査すべきである。 |
| 血漿ヒスタミン | 血漿ヒスタミン濃度は5〜10分後に増加し，30分から60分持続するのみである。 |
| | 反応発症後1時間以上では，この値はほとんど役に立たない。 |
| 24時間蓄尿ヒスタミン代謝産物（メチルヒスタミン） | 尿中ヒスタミンおよびヒスタミン代謝産物は24時間までの長い時間にわたり増加している。 |
| 血清遊離メタネフリン | 褐色細胞腫の鑑別に有用 |
| 尿中バニリルマンデル酸 | 褐色細胞腫の鑑別に有用 |
| 血漿セロトニン | カルチノイド症候群の鑑別 |
| 尿中5-ヒドロキシインドール酢酸 | カルチノイド症候群の鑑別 |
| 血漿血管作動性腸管ホルモンペプチド（パンクレアスタチン，膵臓ホルモン，血管作動性腸管ポリペプチド，サブスタンスPを含む） | 血管作動性ペプチドを分泌する消化管間質腫瘍や甲状腺の髄様がんの鑑別 |

(Lieberman P, Nicklas R A, Oppenheimer J, et al. The diagnosis and management of anaphylaxis practice parameter: 2010 update. J Allergy Clin Immunol 2010; 126: 477-80, e1-42 より引用)

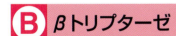

## B βトリプターゼ

βトリプターゼ
肥満細胞

　治療終了後，アナフィラキシーの確定診断を行うため，またはアナフィラキシーを除外するためには最低限βトリプターゼを測定する。トリプターゼは，肥満細胞が脱顆粒を起こしたときに血中に放出される中性セリンプロテアーゼであり，アナフィラキシー発症後60〜90分で最高値を示し，その上昇は約6時間持続する（図1）[1]。アナフィラキシーの重症度や抗原量，すなわち肥満細胞の活性化の程度に依存して変化する。βトリプターゼの半減期は1.5〜2.5時間であるので，その上昇を確認するためにはアナフィラキシー発症後1〜2時間で採血するのが望

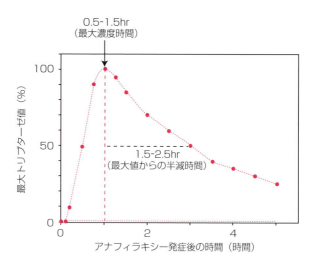

**図1 アナフィラキシー発症後の血清または血漿トリプターゼ値の推移**
最大濃度を100%で表し，トリプターゼ値の変化を示している。
(Schwartz LB. Diagnostic value of tryptase in anaphylaxis and mastocytosis. Immunol Allergy Clin North Am 2006; 26: 451-63 より引用)

ましい。経時的に採血し，反応24時間後の採血で，その患者の基準値を確認する[2]。

βトリプターゼ

トリプターゼはαトリプターゼとβトリプターゼ，γトリプターゼの3種類があり，αトリプターゼは機能的に分泌されているが，βトリプターゼは脱顆粒が起こったときのみ分泌される[3]。小胞体に存在する不活性な前駆トリプターゼは，調節性分泌経路と構成性分泌経路により分泌される。タンパク分解による活性化されたβトリプターゼは，肥満細胞の分泌顆粒球内にほかの化学伝達物質とともにヘパリン安定化四量体として蓄積される。活性化γトリプターゼは膜内にとどまっている。調節性分泌経路では，αトリプターゼと前駆βトリプターゼが分泌される。脱顆粒に際しては，成熟βトリプターゼと前駆α・βトリプターゼが血中に分泌される。γトリプターゼは，肥満細胞膜の外側表面に接着している。総血漿トリプターゼは，成熟βトリプターゼと前駆α・βトリプターゼの総和である。

アナフィラキシーショック発症機序とアナフィラキシーの症状・所見

の発現機序におけるトリプターゼの生理学的機能は明確でなく，肥満細胞から肥満細胞への脱顆粒のシグナルの伝播に関与していると推測されている[4]。肺および皮膚の肥満細胞では，βトリプターゼはそれぞれ 11 pg/細胞および 35 pg/細胞が含まれているが，好塩基球には 0.05 pg/細胞しか含まれていなく，βトリプターゼは肥満細胞に特異的な化学伝達物質といえる。成熟トリプターゼは，顆粒球内に蓄積されており，脱顆粒のときにのみ放出されるため，その放出量は肥満細胞の活性化の程度を反映している[5]。血圧低下を伴うようなアナフィラキシー時には，βトリプターゼの急激な上昇が見られるが，αトリプターゼは基準値にとどまっている。このことが，アナフィラキシーによる放出と肥満細胞症に関連する脱顆粒との鑑別に役立つ[5]。

βトリプターゼの免疫活性は非常に安定しており，37℃または 22℃での 2 日間の放置で活性はほとんど低下しない。血清でも血漿でも活性値の変化はなく，また血清／血漿サンプルを 4 回まで凍結・解凍を繰り返しても活性値は低下しない。−20℃以下で検体を保存しておけば，βトリプターゼ活性を 1 年間保つことができる。

総トリプターゼは，モノクローナル抗体を使用する酵素結合免疫反応吸着測定法と，放射性免疫測定法により測定できる。一般的に血中総トリプターゼは，市販されている in vitro 検査システム（PhadiaAB, Upsala, Sweden）での蛍光免疫酵素法により測定できる。健康成人では血漿および血清中の成熟トリプターゼはほとんど検出できない（< 1 ng/ml）が，一方，総トリプターゼ値は 1 ～ 15 ng/ml（平均約 5 ng/ml）である。

トリプターゼの測定により，心原性ショックなどのほかのショックとアナフィラキシーとの鑑別診断をすることができる。救急外来でアレルギー反応と考えられるショック患者の機序確認のためには，トリプターゼの測定は限界があるものの有用である。40 人のバンコマイシンによるアナフィラキシーを示した患者の分析[6]から，トリプターゼは，免疫反応（アナフィラキシー）と非免疫学的アナフィラキシーとを鑑別するのに役立つ指標である。アナフィラキシーの重症度とβトリプターゼ値

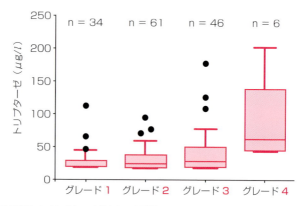

**図2　重症度とトリプターゼ値との関係**

血清トリプターゼとアナフィラキシー重症度は弱い正の相関関係がある（r=0.29, P <0.001）。
グレード1：瘙痒，紅潮，蕁麻疹，血管性浮腫
グレード2：グレード1＋胃腸症状（吐き気，腹痛），呼吸器症状（鼻水，嗄声，呼吸困難），循環器系症状（頻脈，20 mmHg以上の血圧低下）
グレード3：全症状が重篤化，消化器症状（嘔吐，便失禁，下痢），呼吸器症状（喉頭浮腫，気管支痙攣，チアノーゼ），循環器系症状（ショック）
グレード4：心肺停止
〔Srivastava S, Huissoon A P, Barrett V, et al. Systemic reactions and anaphylaxis with an acute serum tryptase >/=14μg/L: retrospective characterisation of aetiology, severity and adherence to National Institute of Health and Care Excellence (NICE) guidelines for serial tryptase measurements and specialist referral. J Clin Pathol 2014; 67: 614-9 より引用〕

の増加の程度とは，一般的には相関が見られる（図2）。アナフィラキシー時の血圧低下とβトリプターゼの最高値とは密接に関連しており，肥満細胞の活性化と伝達物質の放出の程度が臨床的なアナフィラキシーの重症度を決定している[7]。アナフィラキシー診断時のトリプターゼの

**トリプターゼの感度**

感度は64％，特異度は89.3％，陽性予測値は92.6％，陰性予測値は54.3％である[8]。Srivastavaら[9]は2006年から2010年の171名のアナフィラキシー患者の分析から，アナフィラキシー時のトリプターゼ値の平均最高値は22（四分位数範囲17〜39.5）μg/lであり，アナフィラキ

**陽性予測値**

シーの診断のための陽性予測値は血清トリプターゼ値が14μg/l以上であるとしている。World Allergy Organization（WAO）の2015年の改訂版では15.7μg/lである[10]。アレルゲンとトリプターゼ値の相関は見られない（図3）[9]。手術中のアナフィラキシーによる循環虚脱や心停止の症例と対照群（敗血症性ショック，心原性ショックでの循環虚脱や

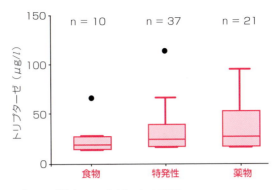

**図3　トリプターゼ値とアレルゲンとの関係**

アレルゲンとトリプターゼ値には有意な相関は見られなかった。
【平均最大濃度】
　食物：18.5〔IQR（四分位数範囲）15.9-27.3〕μg/l
　特発性アナフィラキシー：23.4（IQR 17.3-37.8）μg/l
　薬物：25.6（IQR 17.8-50.5）μg/l
〔Srivastava S, Huissoon AP, Barrett V, et al. Systemic reactions and anaphylaxis with an acute serum tryptase >/=14μg/L: retrospective characterisation of aetiology, severity and adherence to National Institute of Health and Care Excellence（NICE）guidelines for serial tryptase measurements and specialist referral. J Clin Pathol 2014; 67: 614-9 より引用〕

心停止症例）とでヒスタミンとトリプターゼの比較を行った研究では，平均ヒスタミン濃度とトリプターゼ濃度はアナフィラキシー群では有意に高かった。ヒスタミンは6.35 nmol/l〔感度90.7%（95%信頼区間81.7-96.1），特異度91.7%（95%信頼区間73.0-98.9）〕，トリプターゼは7.35μg/l〔感度92%（83.4-97.0），特異度92%（73.9-99.0）〕であった[11]。

**鑑別診断**

救急外来到着時にすでに死亡していてアナフィラキシーを疑わせる症例では，血中トリプターゼ濃度を測定することにより鑑別診断が可能である。原因不明のショックにより死亡した症例では，トリプターゼの測定が勧められる[1]。アナフィラキシーで死亡した19名のうち，死亡後24時間以内の検査では17名にトリプターゼ値の上昇（>10 ng/ml）が認められた[12]。死後大動脈採血検体でのβトリプターゼ値は，ほかの死因（窒息，心臓死，薬物過剰投与，脳内出血，敗血症，外傷，血管性疾患）より有意に高い（図4）[13]。トリプターゼの上昇は法医学的判断にも使用されており，トリプターゼ濃度のみでアナフィラキシーとは死後診断はできないが，大動脈採血検体でのトリプターゼ濃度が110μg/l

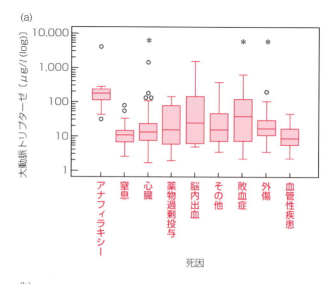
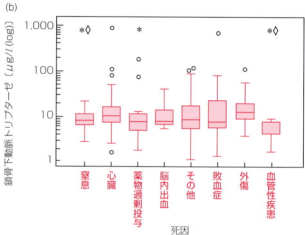

**図4 死後採血検体でのトリプターゼ値と死亡原因との関連**
(a) 大動脈から採血, (b) 鎖骨下動脈からの採血
ボックスはトリプターゼ濃度で, ボックスの最高線, 中央線, 最低線はそれぞれ75%, 50%, 25%を示す。上向きの縦線と下向きの縦線はそれぞれ90%と10%を示す。大動脈採血のトリプターゼでは, アナフィラキシーはほかのすべての死因より有意に高く (P < 0.002), 鎖骨下動脈採血のトリプターゼでは, ＊：外傷死は窒息, 血管死亡, 薬物過剰投与死と比べ有意に高い (P < 0.05)。◊：心臓死は窒息死, 血管死に比べ有意に高い。
(McLean-Tooke A, Goulding M, Bundell C, et al. Postmortem serum tryptase levels in anaphylactic and non-anaphylactic deaths. J Clin Pathol 2014; 67: 134-8 より引用)

アナフィラキシーの確定診断 第4章

アナフィラキシー関連死

以上であれば，アナフィラキシー関連死である可能性が高い[13]。トリプターゼの測定はアナフィラキシーの機序の判別や，患者死亡後の法医学的判定に役立つ。しかし，心筋梗塞や外傷でもトリプターゼ増加が見られることがあるので，その死因の究明には慎重な態度が必要である[14)15)]。

好塩基球介在性

肥満細胞介在性アナフィラキシーでは，βトリプターゼの上昇が見られるが，一方，好塩基球介在性アナフィラキシー時にはヒスタミンの上昇は見られるがトリプターゼの上昇は見られないので，トリプターゼの上昇が見られないからといってただちにはアナフィラキシーを否定できない[1)16)]。トリプターゼの上昇が見られないときでも，臨床的にアナフィラキシーの症状・所見を示すときにはアナフィラキシーの検索を行う。反対に，筋弛緩薬のように直接的に肥満細胞の脱顆粒を起こし非免疫学的アナフィラキシーを示すときにもトリプターゼが増加することがあるので，その解釈には十分な注意が必要である。しかし，1つの測定項目だけでアナフィラキシーを診断することはないので，βトリプターゼの増加が見られるときには，ほかの検査項目をも含めてアナフィラキシーの原因物質を検討する。また，βトリプターゼの上昇が見られないときでも臨床的にアナフィラキシーの症状・所見を示すときには，アナフィラキシーとしての検索を行う。食物アレルギーでは，βトリプターゼの増加が見られないことが多い。

## C アナフィラキシーの原因物質の確定診断—*in vivo* の検査—

確定診断

確定診断のための検査は，十分な抗体量が回復したあとで行わなければ偽陰性を示すことがあるので，アナフィラキシー発症4〜6週以後に *in vitro* や *in vivo* の検査を行う。

*in vitro*
*in vivo*

フランスでの2002〜2010年間の薬物によるアナフィラキシー333人の分析では72.9%が皮膚試験で診断できたが，一方，*in vitro* の検査で診

断できたものは2.4％のみであった。薬物によるアナフィラキシーでは，皮膚試験が有用である[17]。*in vivo* の検査[18]は，プリックテストと皮内テストが行われている。プリックテストのほうが安全性は高い。テストを行う際には陰性対照として生理食塩液，陽性対照としてヒスタミン溶液（10 mg/ml）を必ず用い，15～20分後に判定する。プリック試験は偽陰性の頻度は低いが，皮内試験は偽陽性が出現しやすい。プリックテストはプリックテスト用ランセット（バイファケイテッドニードル®，Allergy Laboratorys of Ohio，輸入販売元：東京エム・アイ商会）を使用して行い，陽性対照の少なくとも半分以上，陰性対照の少なくとも3 mm以上を陽性とする。皮内テスト時には試験薬物を0.02 ml皮内に投与し，陽性基準は膨疹9 mm以上，発赤20 mm以上のいずれか一方を充足すれば陽性と判断する。ただし，膨疹9 mm近くでも発赤を伴わない場合は陰性とする。皮膚テストで使用する麻酔関連薬の希釈濃度は，French Society of Anesthesiology and Intensive Care Medicine／French Society of Allergology のものが勧められる（**表2**）[19]。皮膚試験での筋弛緩薬の感度は95％以上であり，筋弛緩薬間の交差抗原性は約65％である[20]。薬物によるアナフィラキシーの皮膚試験時の検査薬物の濃度を**表3**に示す。

## 抗生物質による皮内試験について

確定検査ための皮膚試験ではなく，アレルギーの既往歴がある患者での抗生物質投与前の適否を判定するための皮内試験である。日本化学療法学会臨床試験委員会皮内反応検討特別部会作成の抗菌薬投与に関連するアナフィラキシー対策のガイドライン（2004年版）では，皮内反応の意義，皮膚試験の実施方法，判定方法に関して後述の記載がある（http://www.chemotherapy.or.jp/guideline/hinai_anaphylaxis_guideline.pdf）。

薬物アレルギーにおける皮膚試験の検討から見ると，病歴からアレルギーが疑われる患者においては，即時型薬物アレルギーではプリックテ

## 表2　麻酔関連薬の皮膚テストにおける麻酔薬の希釈濃度

| 薬物 | 濃度 (mg/ml) | SPT 希釈 | SPT 最大濃度 (mg/ml) | IDT 希釈 | IDT 最大濃度 (mg/ml) |
|---|---|---|---|---|---|
| **筋弛緩薬** | | | | | |
| パンクロニウム | 2 | 希釈なし | 2 | 1/10 | 200 |
| ロクロニウム | 10 | 希釈なし | 10 | 1/200 | 50 |
| スキサメトニウム | 50 | 1/5 | 10 | 1/500 | 100 |
| ベクロニウム | 4 | 希釈なし | 4 | 1/10 | 400 |
| **静脈内麻酔薬** | | | | | |
| エトミデート | 2 | 希釈なし | 2 | 1/10 | 200 |
| ミダゾラム | 5 | 希釈なし | 5 | 1/10 | 500 |
| プロポフォール | 10 | 希釈なし | 10 | 1/10 | 1000 |
| チオペンタール | 25 | 希釈なし | 25 | 1/10 | 2500 |
| ケタミン | 100 | 1/10 | 10 | 1/100 | 1000 |
| **麻薬** | | | | | |
| アルフェンタニル | 0.5 | 希釈なし | 0.5 | 1/10 | 50 |
| フェンタニル | 0.05 | 希釈なし | 0.05 | 1/10 | 5 |
| モルヒネ | 10 | 1/10 | 1 | 1/1000 | 10 |
| レミフェンタニル | 0.05 | 希釈なし | 0.05 | 1/10 | 5 |
| スフェンタニル | 0.005 | 希釈なし | 0.005 | 1/10 | 0.5 |
| **局所麻酔薬** | | | | | |
| ブピバカイン | 2.5 | 希釈なし | 2.5 | 1/10 | 250 |
| リドカイン | 10 | 希釈なし | 10 | 1/10 | 1000 |
| メピバカイン | 10 | 希釈なし | 10 | 1/10 | 1000 |
| ロピバカイン | 2 | 希釈なし | 2 | 1/10 | 200 |
| **抗生物質** | | | | | |
| セファロスポリン | | 希釈なし | 1〜2 | 希釈なし | $1〜2 \times 10^3$ |
| バンコマイシン | 500 | | | $1/5 \times 10^6$ | 0.1 |
| **そのほか** | | | | | |
| クロルヘキシジン | 0.5 | 希釈なし | 0.5 | 1/10 | 50 |
| メチレンブルー | 10 | 希釈なし | 10 | 1/100 | 100 |

SPT：皮膚プリックテスト，IDT：皮内テスト
SFAR（French Society of Anesthesia and Intensive Care Medicine）とSFA（French Society of Allergology）の推奨希釈濃度
（Mertes PM, Laxenaire MC, Lienhart A, et al. Reducing the risk of anaphylaxis during anaesthesia: guidelines for clinical practice. J Investig Allergol Clin Immunol 2005; 15: 91-101 より一部改変引用）

## 表3 皮内試験時の検査薬物の希釈濃度

| 薬物 | プリック試験 | 皮内試験 | パッチ試験 |
|---|---|---|---|
| **βラクタム抗生物質** | | | |
| ペニシロイル ポリ-L-リジン | $5 \times 10^{-5}$ mM | $5 \times 10^{-5}$ mM | NA |
| マイナー抗原決定基 | $2 \times 10^{-2}$ mM | $2 \times 10^{-2}$ mM | NA |
| ベンジルペニシリン | 10,000 UI/ml | 10,000 UI/ml | 5% |
| アモキシリン | 20 mg/ml | 20 mg/ml | 5% |
| アンピシリン | 20 mg/ml | 20 mg/ml | 5% |
| セファロスポリン | 2 mg/ml | 2 mg/ml | 5% |
| **抗凝固薬** | | | |
| ヘパリン類 | 原液 | 1/10 希釈 | 原液 |
| ヘパリン様物質 | 原液 | 1/10 希釈 | 原液 |
| **白金製剤** | | | |
| カルボプラスチン | 10 mg/ml | 1 mg/ml | NA |
| オキサリプラチン | 1 mg/ml | 0.1 mg/ml | NA |
| シスプラチン | 1 mg/ml | 0.1 mg/ml | NA |
| **NSAIDs** | | | |
| ピラゾロン製剤 | 懸濁液 | 0.1～1 mg/ml | 10% |
| COX-2 選択的阻害薬 | 懸濁液 | NA | 10% |
| そのほかのNSAIDs | 懸濁液 | 0.1～1 mg/ml | 10% |
| **生物学的製剤** | | | |
| アダリムマブ | 50 mg/ml | 50 mg/ml | 原液 |
| エタネルセプト | 25 mg/ml | 5 mg/ml | NA |
| インフリキシマブ | 10 mg/ml | 10 mg/ml | NA |
| オマリズマブ | 1.25 μg/ml | 1.25 μg/ml | NA |
| **そのほか** | | | |
| 局所麻酔薬 | 原液 | 1/10 希釈 | 原液 |
| 造影剤 | 原液 | 1/10 希釈 | 原液 |
| ガドリニウム | 原液 | 1/10 希釈 | NA |
| パテントブルー | 原液 | 1/10 希釈 | NA |
| メチレンブルー | 原液 | 1/100 希釈 | NA |
| 蛍光造影剤 | 原液 | 1/10 希釈 | 原液 |
| プロトンポンプ抑制薬（PPI） | 原液 | 40 mg/ml | 10% |
| 抗痙攣薬 | NA | NA | 10% |
| クロルヘキシジン | 5 mg/ml | 0.002 mg/ml | 1% |

NA：適用がないか，推薦濃度がない．NSAIDs：非ステロイド性抗炎症薬．ヘパリン類：未分画ヘパリン，nadroparin，dalteparin, enoxaparin（ヘパリン起因性血小板減少症では検査は禁忌），ヘパリン様物質：danaparoid, fondaparinux, cpyrazolones, metamizole, propyphenazone, aminopyrine, phenazone, phenylbutazone. COX-2 選択的阻害薬：

celecoxib, etoricoxib, valdecoxib。そのほかの NSAIDs：aspirin, ibuprofen, naproxen, indomethacin, diclofenac, fenoprofen, meloxicam, mefenamic acid, nimesulide。プロトンポンプ抑制薬：lansoprazole と rabeprazole は静注用がないためプリック試験のみ。抗痙攣薬：重症な症例では1％を使用する。懸濁液：錠剤を粉砕して生理食塩液での懸濁液を作製する。原液：市販されている静注用や皮下注用を希釈せずに使用する。

〔Brockow K, Przybilla B, Aberer W, et al. Guideline for the diagnosis of drug hypersensitivity reactions: S2K-Guideline of the German Society for Allergology and Clinical Immunology (DGAKI) and the German Dermatological Society (DDG) in collaboration with the Association of German Allergologists (AeDA), the German Society for Pediatric Allergology and Environmental Medicine (GPA), the German Contact Dermatitis Research Group (DKG), the Swiss Society for Allergy and Immunology (SGAI), the Austrian Society for Allergology and Immunology (OGAI), the German Academy of Allergology and Environmental Medicine (DAAU), the German Center for Documentation of Severe Skin Reactions and the German Federal Institute for Drugs and Medical Products (BfArM). Allergo J Int 2015; 24: 94-105 より引用〕

ストと皮内反応試験が薬物に対するアレルギーの有無を局所の皮膚反応として調べる検査法として有用性が認められる。しかしながら，その有用性は，病歴からアレルギーが疑われる患者におけるものであり，アレルギー歴のない不特定多数において薬物に対するアレルギーの有無を調べる検査法としての皮内反応試験の有用性はないと判断される。薬物アレルギーが疑われる患者において，当該抗生物質を投与せざるをえない場合には，あらかじめ皮膚反応試験を行い，即時型アレルギーの存在を確認することに臨床的意義が認められる。

> プリックテスト

皮膚反応試験にはプリックテストおよび皮内反応試験がある。当該薬による薬物アレルギーの存在が疑われる患者では，プリックテストから行うのがより安全である。皮膚疾患患者では偽陽性が増加する。また，抗ヒスタミン薬およびステロイドなどの免疫抑制薬が投与されている場合には，偽陰性を考慮する必要がある。従来の皮内反応試験用の試薬は実薬と内容が異なるので，プリックテストおよび皮内反応試験のいずれを行う場合でも，実薬の一部を以下の要領で使用する。

## プリックテスト

### 1）実施方法

当該注射薬の 0.16％ 溶液を少量注射筒に採り，あらかじめアルコール綿で清拭，乾燥させた被験者の前腕屈側皮膚上に1滴を滴下する。次に皮内針を皮膚に対して水平方向に持ち，滴下部分を出血しない程度に穿刺し，軽く皮膚を持ち上げたのち針を抜き，1～2分経過後，滴下液を

ガーゼで軽く押さえて吸い取る．対照として，同様の方法で生理食塩液を用い，同じ腕の注射液投与部位から十分離れた位置に実施する．

2）判定方法および判定基準

施行15分後にテスト部位の皮膚状態を観察し，以下の基準に従って判定する．

陽性　　陽性：膨疹径が4mm以上あるいは対照の2倍以上，または発赤径が15mm以上．

陰性　　陰性：膨疹，発赤があっても対照と差異のないものは陰性とする．

### 皮内反応試験

1）実施方法

①注射部位は前腕屈側（注1）とし，あらかじめ消毒用アルコールで拭き乾かしておく．②0.01 ml までの目盛りがつけられたツベルクリン注射器に皮内針を付け，当該注射薬の希釈液（注2）を正確に0.02 ml（注3）皮内へ注射する．正しく皮内に注射されると，直径4～5 mmの膨疹ができる．

注1：皮膚反応施行部位には通常前腕屈側を用いる．背部はより発赤が出やすいともいわれるので，小児では適している．しかし万一，全身症状が出現した場合の対応には，注射部位より中枢側で駆血が可能なため，前腕屈曲がよい．

注2：皮内反応の抗原として用いられる薬物の濃度として，ampicillin, cephalothin, cephaloridin, benzylpenicillin potassium, benzylpenicilloyl-HSA（BPO-HSA）は，いずれも300 $\mu$g/ml が用いられる．それ以外の薬物については，カルバペネム系は同量でよいが，キノロン系薬では局所でヒスタミン遊離を惹起する作用があるため，より薄い1～2 $\mu$g/ml を用いる．

注3：皮内反応の抗原注射量については0.02 ml，0.05 ml などがあるが，現在は0.02 ml に統一されている．

2）判定方法

注射後15分で行う．皮内反応が最大値に達する時間が15～20分で

あることから，通常15〜20分，または15〜30分で反応の大きさを測定する．

3）判定基準〔直径（縦軸・横軸の平均）mm〕

| 判定 | 膨疹 | 発赤 |
|---|---|---|
| 陰性（−） | 0〜5 | 0〜9 |
| 疑陽性（±） | 6〜81 | 0〜19 |
| 陽性（＋） | 9〜15 | 20〜39 |
| 強陽性（2＋） | 16以上 | 40以上 |
| | 偽足形成・瘙痒を伴う | |

膨疹9 mm以上，発赤20 mm以上のいずれか一方を充足すれば陽性とする．ただし，膨疹9 mm近くでも発赤を伴わない場合は陰性とする．

# D アナフィラキシーの原因物質の確定診断 —*in vitro* の検査—

*in vitro* の検査としては，特異的IgE抗体の測定を酵素結合免疫吸着法（ELISA），放射性アレルゲン吸着試験（RAST），蛍光酵素免疫測定法（イムノキャップ®法）で行う．末梢血白血球の培養により比較的簡便にできる検査としては，ヒスタミン遊離試験と好塩基球活性化試験，ロイコトリエン刺激遊離試験（cellular allergen stimulation test：CAST）がある[21)22)]．リンパ球芽球化試験は特異性と感度はあまり良くない．また，抗原刺激後の好塩基球のマーカー（CD63，CD203c）の発現をフローサイトメトリを使用して確認する検査がある[23)]．

## 好塩基球活性化試験

特異IgE抗体のある患者では，肥満細胞と好塩基球が感作されている．好塩基球は，採血後24時間以内の新鮮なものを使用する．好塩基

球反応は，白血球ヒスタミン遊離試験とCD63, CD203cの発現により好塩基球の活性化を測定することができる。CD203cはE-NPP3（ecto-nucleotide pyrophosphatase/phosphodiesterase 3）ファミリーに属するⅡ型膜貫通型タンパクで，アレルゲンによるFcεRI刺激などにより好塩基球が活性化されると細胞表面上での発現が増強される。この発現をフローサイトメトリで測定する[24]。CD63は好塩基球の脱顆粒と関連する。CD63はヒスタミンなどの炎症性メディエータ遊離と一致して発現するため，好塩基球の活性化を示す指標とされる。CD63は，好塩基球のほか血球系細胞や血小板などに発現するため，フローサイトメトリで解析する際には，好塩基球を特異的に検出する工夫が必要となる[24]。

## 白血球ヒスタミン遊離試験

<small>ヒスタミン遊離試験</small>

　白血球と抗原が疑われている物質とを培養したのちに遊離されたヒスタミン濃度を測定する。現時点では，ヒスタミン遊離試験は多くのガイドラインに採用されていないが，簡便で有用な方法である。ほかの試験結果が疑わしいときや結論が出ないとき，またほかの行う検査がない場合には有用である。ヒスタミン遊離試験はIgEと非IgE反応の両者によりヒスタミンを遊離するが，受動感作として患者の血漿とドナーの好塩基球を培養し，その後，検査する物質を培養すればIgE介在性反応のみが検出できる[25]。

### ●文献

1) Payne V, Kam PC. Mast cell tryptase: a review of its physiology and clinical significance. Anaesthesia 2004; 59: 695-703.
2) Mertes PM, Alla F, Trechot P, et al. Anaphylaxis during anesthesia in France: an 8-year national survey. J Allergy Clin Immunol 2011; 128: 366-73.
3) Caughey GH. Tryptase genetics and anaphylaxis. J Allergy Clin Immunol 2006; 117: 1411-4.
4) Thomas VA, Wheeless CJ, Stack MS, et al. Human mast cell tryptase fibrinogenolysis: kinetics, anticoagulation mechanism, and cell adhesion disruption. Biochemistry 1998; 37: 2291-8.

5) Schwartz LB. Diagnostic value of tryptase in anaphylaxis and mastocytosis. Immunol Allergy Clin North Am 2006; 26: 451-63.
6) Renz CL, Laroche D, Thurn JD, et al. Tryptase levels are not increased during vancomycin-induced anaphylactoid reactions. Anesthesiology 1998; 89: 620-5.
7) van der Linden PW, Hack CE, Poortman J, et al. Insect-sting challenge in 138 patients: relation between clinical severity of anaphylaxis and mast cell activation. J Allergy Clin Immunol 1992; 90: 110-8.
8) Mertes PM, Tajima K, Regnier-Kimmoun MA, et al. Perioperative anaphylaxis. Med Clin North Am 2010; 94: 761-89, xi.
9) Srivastava S, Huissoon AP, Barrett V, et al. Systemic reactions and anaphylaxis with an acute serum tryptase >/=14μg/L: retrospective characterisation of aetiology, severity and adherence to National Institute of Health and Care Excellence (NICE) guidelines for serial tryptase measurements and specialist referral. J Clin Pathol 2014; 67: 614-9.
10) Simons FER, Ebisawa M, Sanchez-Borges M, et al. 2015 update of the evidence base: World Allergy Organization anaphylaxis guidelines. WAO Journal 2015; 8: 32.
11) Laroche D, Gomis P, Gallimidi E, et al. Diagnostic value of histamine and tryptase concentrations in severe anaphylaxis with shock or cardiac arrest during anesthesia. Anesthesiology 2014; 121: 272-9.
12) Yunginger JW, Nelson DR, Squillace DL, et al. Laboratory investigation of deaths due to anaphylaxis. J Forensic Sci 1991; 36: 857-65.
13) McLean-Tooke A, Goulding M, Bundell C, et al. Postmortem serum tryptase levels in anaphylactic and non-anaphylactic deaths. J Clin Pathol 2014; 67: 134-8.
14) Edston E, van Hage-Hamsten M. Immunoglobulin E, mast cell-specific tryptase and the complement system in sudden death from coronary artery thrombosis. Int J Cardiol 1995; 52: 77-81.
15) Horn KD, Halsey JF, Zumwalt RE. Utilization of serum tryptase and immunoglobulin e assay in the postmortem diagnosis of anaphylaxis. Am J Forensic Med Pathol 2004; 25: 37-43.
16) Schwartz LB. Effector cells of anaphylaxis: mast cells and basophils. Novartis Found Symp 2004; 257: 65-74.
17) Renaudin JM, Beaudouin E, Ponvert C, et al. Severe drug-induced anaphylaxis: analysis of 333 cases recorded by the Allergy Vigilance Network from 2002 to 2010. Allergy 2013; 68: 929-37.
18) 田島圭子, 光畑裕正. 確定診断のためのin vivoの検査法. 光畑裕正編. アナフィラキシーショック. 東京：克誠堂出版；2008. p.115-24.
19) Mertes PM, Malinovsky JM, Jouffroy L, et al. Reducing the risk of anaphylaxis during anesthesia: 2011 updated guidelines for clinical practice. J Investig

Allergol Clin Immunol 2011; 21: 442-53.
20) Tamboli IY, Prager K, Thal DR, et al. Loss of gamma-secretase function impairs endocytosis of lipoprotein particles and membrane cholesterol homeostasis. J Neurosci 2008; 28: 12097-106.
21) 菅原由人．確定診断のための in vitro の検査法．光畑裕正編．アナフィラキシーショック．東京：克誠堂出版；2008．p.125-40.
22) Dewachter P, Mouton-Faivre C. What investigation after an anaphylactic reaction during anaesthesia? Curr Opin Anaesthesiol 2008; 21: 363-8.
23) Takazawa T, Horiuchi T, Yoshida N, et al. Flow cytometric investigation of sugammadex-induced anaphylaxis. Br J Anaesth 2015; 114: 858-9.
24) 藤澤朋幸．Ⅰ型アレルギーのバイオマーカー．臨床検査 2014; 58: 253-8.
25) Skov PS, Mosbech H, Norn S, et al. Sensitive glass microfibre-based histamine analysis for allergy testing in washed blood cells. Results compared with conventional leukocyte histamine release assay. Allergy 1985; 40: 213-8.

# 第5章 病院外でのアナフィラキシーに対する治療
## －アドレナリン自己注射器の使用に関して－

## はじめに

食物
昆虫刺傷

エピペン®

　病院外でのアナフィラキシーの原因は，食物と昆虫刺傷がほとんどである。病院外では，アナフィラキシーの発症に対する治療として，第一選択薬であるアドレナリンをただちに投与できるようアドレナリンの自己注射用の器具エピペン®（ファイザー製薬，東京）が処方されている。日本では，エピペン®注射液は0.15 mg（体重15〜30 kg未満）と0.3 mg（体重30 kg以上）アドレナリン用量のみが販売されている〔図1（A）〕。アナフィラキシー発症から心肺停止までの時間は，英国での202名の死亡症例の解析（1992-2001）では食物アレルギーは25〜35分，昆虫刺傷は10〜15分，病院外での薬物では10〜20分であり[1]，症状発現から心肺停止までの中央値は30分である。アナフィラキシーが病院外で発症し診断が確定した場合には，可能なかぎり迅速にエピペン®を使用してアドレナリン注射を行うことにより症状の改善や救命率を増加させることができる。注射部位は大腿外側に筋注する方法がもっとも速く血中アドレナリン濃度を上昇させることができる。緊急性が高い場合には，ズボンの上から使用する〔図1（B）〕。医療機関以外でのアナフィラキシー発症はいかに迅速にエピペン®を使用するかにより，その後の予後に違いが生ずる。世界アレルギー連合会（World Allergy Organization：WAO）のガイドラインでは，常にアドレナリンの迅速な投与が勧められている[2,3]。アナフィラキシー発症時でのアドレナリンの早期注射，すなわち病院到着前のアドレナリン投与は，病院到着後

アドレナリン

(A)

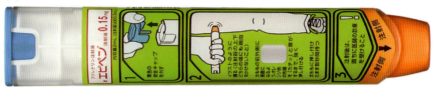

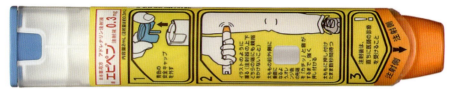

(B)

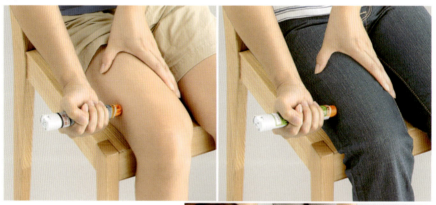

### 図1 エピペン®の外観（A）と，大腿部外側への注射（B）

(A) 0.15 mg と 0.3 mg エピペン®の外観：携帯用ケースのカバーキャップを指で押し開け，注射器を取り出した状態。青色のものは安全キャップで，使用時には取り外す。
(B) 注射部位：大腿外側に注射する。緊急時にはズボンの上から注射する。小児の場合には，注射時に動かないように介助者が大腿を押さえる。
（ファイザー株式会社より提供）

# 第5章 病院外でのアナフィラキシーに対する治療
## ーアドレナリン自己注射器の使用に関してー

の投与に比べて有意に入院期間を短くする[4]。

**乳幼児・小児**　現在市販されているエピペン®の0.15 mgでは，15 kg以下の体重の乳幼児・小児には各ガイドラインで勧められている0.01mg/kgのアドレナリンの投与量には対応できない。このような15 kg以下の体重の小児に対しては0.15 mgのエピペン®の使用に関してカナダアレルギー免疫学会（Canadian Society of Allergy and Immunology）が声明を出している[5]。アドレナリンアンプルを処方し，子どもがアナフィラキシーを発症したときに両親が適切な投与量をアンプルから注射器に吸い投与することは非常に困難を伴い，かつ医療従事者に比べ2～3倍の時間がかかるため[6]，迅速にアドレナリンを投与する方法としては，アンプルよりもアドレナリン自己注射器の使用が勧められる。15 kg以下の小児

**アドレナリン自己注射器**　でのアナフィラキシーの原因としては牛乳がもっとも多く，乳児や7歳以下の小児では，アドレナリンの投与が遅くなれば，重篤な二相性アナフィラキシーや致死的なアナフィラキシーが起こっていることが強調されている。理想的には0.15 mg以下のアドレナリンン自己注射器が市販されることが望ましいが，現時点での対応策としては，致死的なアナフィラキシー防ぐためには15 kg以下の体重の乳幼児にも0.15 mgエピペン®の使用が許されるとしている[5]。4～8歳の15～30 kgの体重のアナフィラキシーの小児に0.15 mgアドレナリンを投与したところ，顔面蒼白と時に振戦や不安感を示したのみであり，1症例がQTc間隔の延長を見たのみである。アドレナリンの筋注では，重篤な副作用が見られていないことを根拠としている。

## A エピペン® とは

　現在は保険収載されており，添付文書による効能または効果は"蜂毒，食物及び薬物等に起因するアナフィラキシー反応に対する補助治療（アナフィラキシーの既往のある人またはアナフィラキシーを発現する危険性の高い人に限る）"，また用法および用量は通常"アドレナリンとして 0.01 mg/kg が推奨用量であり，患者の体重を考慮して，アドレナリン 0.15 mg 又は 0.3 mg を筋肉内注射する"とある．エピペン® は，成人には 0.3 mg 製剤を使用し，小児には体重に応じて 0.15 mg 製剤または 0.3 mg 製剤を使用する．一般的には 0.01 mg/kg を超える用量，すなわち体重 15 kg 未満の患者に本剤 0.15 mg 製剤，体重 30 kg 未満の患者に本剤 0.3 mg 製剤を投与すると，過量となるおそれがあるので，副作用の発現などに十分な注意が一般的には必要である．0.01 mg/kg を超える用量を投与することの必要性については，救命を最優先し患者ごとの症状を観察したうえで慎重に判断する．重篤な症状の場合は，カナダアレルギー免疫学会の声明のように，15 kg 以下の体重の乳幼児でも使用することを考慮すべきである．

　1 管中 2 ml のアドレナリンが封入されているが，投与されるのは約 0.3 ml であり，注射後にも約 1.7 ml の薬液が注射器内に残るように設計されていることから，使用済みのエピペン® の取り扱いには注意する必要がある．エピペン本体に 2 ml が封入されているのは，有効期限中の投与量の安定化のため，および注射時に小さなばねで必要量 0.3 ml を正確に投与するために必要であるというのが製造会社の意見である．

エピペン®

乳幼児

## B エピペン® の処方適用

　アドレナリン自己注射器の処方に関して，食物アナフィラキシーと昆虫刺傷によるアナフィラキシーがもっとも処方の適用があり，基本的に

食物アナフィラキシー

昆虫刺傷によるアナフィラキシー

## 表1　アドレナリン自己注射器の処方の適用

**絶対的適用**
- 食物，昆虫刺傷，ラテックスでの循環器系および呼吸器系の反応の既往歴
- 運動誘発性アナフィラキシー
- 特発性アナフィラキシー
- 食物アレルギーがあり喘息を併発している小児

**比較的適用**
- 少量の食物で反応を起こす（食物アレルゲンの空気浮遊や皮膚の接触のみで）
- ピーナッツやそのほかのナッツ類で中程度の反応の既往歴
- 医療機関から遠距離に自宅がある
- 10歳代で食物アレルギーがある

(Muraro A, Roberts G, Clark A, et al. The management of anaphylaxis in childhood: position paper of the European Academy of Allergology and Clinical Immunology. Allergy 2007; 62: 857-71 より引用)

## 表2　食物アレルギー患者へのアドレナリン自己注射器の処方の適用

1. 病歴：微量のアレルゲンで誘発される
   アナフィラキシーを反復している
   ショックを誘発させやすい食品が原因アレルゲン（ピーナッツ，ナッツ，魚介，ミルク，卵，小麦，ソバなど）
2. 喘息を合併している
3. 初期症状が明らかでないがアナフィラキシーの可能性が高い
4. 医療機関から離れた地域に住んでいる
5. 修学旅行や海外旅行の前
6. 経口減感作療法中

(柴田瑠美子．食物アナフィラキシーの現状と対応．職業・環境アレルギー誌 2015; 22: 33-40 より引用)

---

**薬物**

は薬物によるアナフィラキシーに処方の必要はない。アドレナリン自己注射器の処方の適用を**表1**に示す[7)8)]。食物，ラテックス，昆虫刺傷ま

**運動誘発性アナフィラキシー**

たは運動誘発性アナフィラキシー，また特発性アナフィラキシーの既往がある患者（アナフィラキシーの危険性が持続していると考えられる）

**特発性アナフィラキシー**

には，アドレナリン自己注射器を処方する。また，食物アレルギーに対するアドレナリン自己注射器処方の適用を**表2**に示す。食物アレルギーの患者の0.5％がアナフィラキシーの既往歴があり，アナフィラキシーショックの既往歴のある患者では，抗原物質の曝露により70％の

患者がアナフィラキシーショックを発症する。軽度から中等度のアナフィラキシー患者の20〜45%が再度のアナフィラキシーでは重篤なアナフィラキシーショックを発症している[9]。喘息を併発している小児患者では，アナフィラキシーがより重篤になる傾向がある[10]ので，抗原曝露に対して，より十分な注意が必要である。

喘息

## C エピペン®の使用法（図2）

1. 携帯用ケースのカバーキャップを指で押し開け，注射器を取り出す。注射器を片手でしっかりと握り，もう片方の手で青色の安全キャップを外す。
2. 大腿部の前外側に垂直になるよう当てがい，オレンジ色のニードルカバー先端を"カチッ"と音がするまで強く押し付ける。押し付けたまま数秒間待つ。注射器を大腿部から抜き取る。
3. オレンジ色のニードルカバーが自動的に伸びたことをチェックし，正常に注射できたことを確認する。
4. 使用済みの注射器は，ニードルカバー側から携帯用ケースに戻す。エピペン®の使用時には間違った持ち方（図3）をすると，偶発的に誤った部位や，小児への注射時に介護者にアドレナリンが投与されることになるため，十分に注意する。エピペン®製品には，日ごろから練習して使い方に慣れるために，針も薬液も含まない"練習用トレーナー"が付属している。

大腿部の前外側

エピペン®

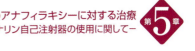

## 第5章 病院外でのアナフィラキシーに対する治療
－アドレナリン自己注射器の使用に関して－

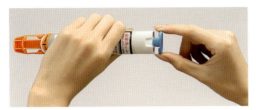

1. 携帯用ケースのカバーキャップを指で押し開け，注射器を取り出す。注射器を片手でしっかりと握り，もう片方の手で青色の安全キャップを外す。

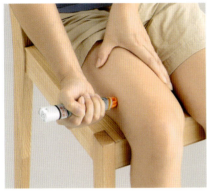

2. 大腿部の前外側に垂直になるように当て，オレンジ色のニードルカバー先端を"カチッ"と音がするまで強く押し付ける。押し付けたまま数秒間待つ。注射器を大腿部から抜き取る。

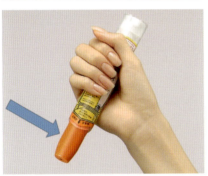

3. オレンジ色のニードルカバーが自動的に伸びたことをチェックし，正常に注射できたことを確認する。
矢印の部位が使用前と比べて長くなっている。

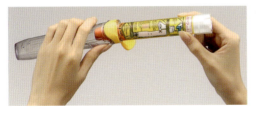

4. 使用済みの注射器は，ニードルカバー側から携帯用ケースに戻す。

**図2 エピペン®の使用法**
(ファイザー株式会社より提供)

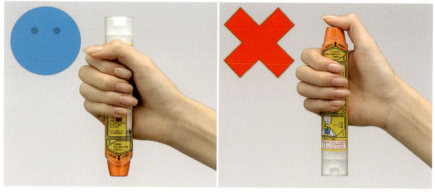

**図3　エピペン®の持ち方**
(A) 正しい持ち方
(B) 誤った持ち方で，偶発的なアドレナリン注射の危険性がある。
(ファイザー株式会社より提供)

## D 病院外でのアドレナリン注射の時期

アドレナリン

　アナフィラキシー発症時のアドレナリン投与に関して，WAOの"アナフィラキシーでのエピネフリン特別委員会"の発表では，アドレナリンは適切に投与されればアドレナリンの治療上の有用性はその危険性に勝るが，しかし現状では，アナフィラキシー治療においての適切な投与量からすれば過少投与の傾向がある[11]。また，アナフィラキシーのいかなる症状でも発現した場合，すなわち全身的瘙痒，紅潮・蕁麻疹・血管性浮腫が循環器系症状がなくとも全身的に発現したときには，重症化を防ぐために，ただちにアドレナリンを筋注することが勧められる。臨床的にはアナフィラキシー時のアドレナリン投与には絶対的禁忌はない。アナフィラキシーによる死亡は，通常アドレナリンの投与の遅延や不十分な投与量の結果であることが多い[12)13)]。実際，アドレナリン投与の遅れが死亡率の増加を促し，30分以内の投与で死亡率を低下させるとの報告がある[14]。

# 第5章 病院外でのアナフィラキシーに対する治療
## ーアドレナリン自己注射器の使用に関してー

**アドレナリン診断基準**

アドレナリン投与の時期は，基本的には診断基準に一致したら，ただちにアドレナリンを投与する[3)15)]。一方，小児での食物アレルギーでは，皮膚所見が20％ぐらいに見られないことがあるので，診断基準に合致しなくてもアナフィラキシーが強く疑われるときにはアドレナリンを投与する。アナフィラキシー発症早期のアドレナリン投与は致死的な予後を改善する[16)17)]。

**エピペン®**

エピペン®の使用は，あくまで病院での治療開始までの架け橋でしかないため，アナフィラキシーを発症したときにはエピペン®でアドレナリン投与後，可及的速やかに病院に搬送する。症状が改善しなければ，5～15分ごとのアドレナリン投与が推奨されている。小児でのエピペン®の使用については，両親を含めた家族では，アドレナリンを即時に投与する時期を症状や所見から正確に認識することは困難であるのが普通である。そのため家族に対しては，アナフィラキシーの疑いがある場合には，アドレナリンを投与するように指示すべきである。

**重症度評価**

日本アレルギー学会アナフィラキシーガイドライン[18)]によるアドレナリン筋注の適用は，アナフィラキシーの重症度評価（第2章の表10参照）におけるグレード3（重症）の症状（不整脈，低血圧，心停止，意識消失，嗄声，犬吠様咳嗽，嚥下困難，呼吸困難，喘鳴，チアノーゼ，持続する我慢できない腹痛，繰り返す嘔吐など）である。しかし，過去に重篤なアナフィラキシーの既往がある場合や症状の進行が激烈な場合は，グレード2（中等症）でも投与する。また，気管支拡張薬吸入で改善しない気管支痙攣や，喉頭浮腫のような呼吸器症状もアドレナリン筋注の適用となる。

## E エピペン®の使用状況

日本でのエピペン®の使用調査の解析[19)]では，2003年から2009年の累積で合計51,447本（0.3 mgが46,861本，0.5 mgが3,779本，不明が

807本）であり，0.3 mg 製剤ではハチアレルギーに対する処方がもっとも多く約8割を占め，0.15 mg 製剤では食物アレルギー（食物依存性運動誘発アナフィラキシーを含む）に対する処方が9割を超えていた（図4）。エピペン®の使用率は約1％（449名）であり，ハチアレルギーが57.5％，食物アナフィラキシーが30.3％，食物依存性運動誘発アナフィラキシーが5.1％の順である。自己注射を行ったのは，患者自身が79.3％，家族が13.6％，医師が3.7％，同僚が1.3％，看護師が1.1％，そのほか0.9％である。0.3 mg 製剤の投与は患者本人が88％であるのに対し，小児に使用される0.15 mg 製剤の投与者は家族が75％であった。

使用症例のアナフィラキシー症状の発現状況は，皮膚症状25.7％，呼吸器症状19.6％，循環器症状13.8％，全身症状13.3％，神経系症状11.0％，消化器系症状10.8％である。449症例の内，アナフィラキシー症状が出現して使用した症例は74.2％である。0.3 mg 製剤の8割が10分以内に使用されている（図5）。エピペン®使用の年齢別使用頻度では，ハチアレルギーでは50〜70歳代にピークが認められ，食物アナフィラキシーでは4〜9歳がもっとも多い。エピペン®使用に伴う有害反応は，いずれも転帰は回復しており重篤な副作用は認めなかった（表3）。

アレルギー・アナフィラキシーの既往歴のある患者が病院外でアナフィラキシーを発症した場合には，自己注射または傍にいる人（学校の場合は教職者など）がアドレナリン注射を迅速に遅滞なく行うことが救命率を上げるうえで重要である。しかし，アドレナリンは強力な薬物であるので，注射をためらうことが多いのではないかと考えられる。アナフィラキシーショックによる死亡32症例の解析では，エピペン®使用が14症例（43％），その内30分以上での使用が8症例（25％）であった[20]。また，小児のアナフィラキシーショックではエピペン®使用が36％と低いことが指摘されている[20]。15,190症例の患者以外に対するエピペン®の偶発的注射後の症状・重症度の報告によれば，治療を要するような症状所見は15.2％と比較的頻度は低い（表4）[21]。これから考えればアナフィラキシーと疑われた患者にアドレナリンを注射して，その

# 第5章 病院外でのアナフィラキシーに対する治療
― アドレナリン自己注射器の使用に関して ―

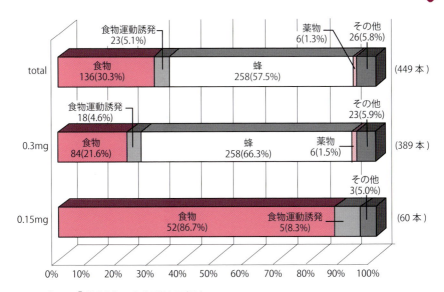

図4 エピペン®注射液の疾患別使用頻度
（海老澤元宏，西間三馨，秋山一男ほか．アナフィラキシー対策とエピペン．アレルギー 2013; 62: 144-54 より引用）

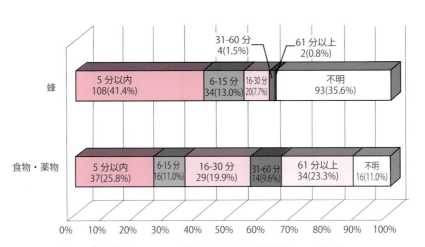

図5 エピペン®注射時のアレルゲン曝露から症状発現までの時間
（海老澤元宏，西間三馨，秋山一男ほか．アナフィラキシー対策とエピペン．アレルギー 2013; 62: 144-54 より引用）

## 表3　エピペン® 使用に伴う有害事象

| 有害事象 | 件数 | 処置 | 転帰 |
| --- | --- | --- | --- |
| **アドレナリン自体の作用によるもの** | | | |
| アドレナリン副作用 | 1 | 無 | 回復 |
| 局所冷感 | 1 | 有 | 回復 |
| 血圧上昇 | 1 | 無 | 回復 |
| 心悸亢進 | 1 | 無 | 回復 |
| 眼振 | 1 | 不明 | 回復 |
| 手足のしびれ感 | 1 | 不明 | 回復 |
| 膝のあたりの痛み（注射側） | 1 | 不明 | 回復 |
| 動悸 | 1 | 不明 | 回復 |
|  | 1 | 無 | 回復 |
| 嘔気，嘔吐 | 1 | 不明 | 回復 |
| 振戦 | 1 | 不明 | 回復 |
| **針による外傷** | | | |
| 接種部の切創 | 1 | 有 | 回復 |
| 投与部位の出血 | 1 | 無 | 回復 |
| 疼痛 | 1 | 無 | 回復 |

（海老澤元宏，西間三馨，秋山一男ほか．アナフィラキシー対策とエピペン．アレルギー 2013; 62: 144-54 より引用）

## 表4　15,190症例のエピペン®の偶発的注射後の症状・重症度

| 重症度 | n (%) |
| --- | --- |
| 無症状 | 977 (6) |
| 微弱な症状 | 7,372 (49) |
| 軽微な臨床症状 | 3,088 (20) |
| 中等度の症状 | 2,247 (15) |
| 重篤な症状 | 27 (0.2) |
| そのほか | 1,479 (10) |

微弱な症状：症状と所見は最小限度のもので，それらが残存することなしに急速に解決する症状・所見
軽微な臨床症状：軽微な症状・所見以上のものを経験することがなく，経過観察も必要としないような状態
中等度の症状：通常治療の必要がある持続する症状・所見
重篤な症状：重篤な症状・所見
そのほか：追跡調査ができなかった症例

(Simons FER. Edwards ES, Read EJ Jr, et al. Voluntarily reported unintentional injections from epinephrine auto-injectors. J Allergy Clin Immunol 2010; 125: 419-23 より引用）

状態がたとえアナフィラキシーでないとしても，ただちに病院に救急搬送すれば，生命に危機を及ぼすような状況は少ないと考えられる。病院外でのアナフィラキシーの場合には，可能なかぎり迅速にアドレナリンの投与を行うことにより救命や予後を改善できる。副作用の心配や注射をすることの恐怖で，アドレナリン投与が遅れることは残念である。この観点からすれば，アナフィラキシーと疑われたときには，ためらうことなくアドレナリンを注射すべきである。

## F 教育機関でのエピペン® について

日本の学校での食物によるアナフィラキシーに対するガイドラインは，日本学校保健会から「学校のアレルギー疾患に対する取り組みガイドライン」(http://www.gakkohoken.jp/modules/books/index.php?fct=photo&p=51&keywords=%A5%A2%A5%EC%A5%EB%A5%AE%A1%BC)，また小児アレルギー学会からは「食物アレルギーによるアナフィラキシー学校対応マニュアル」(http://www.jspaci.jp/modules/gcontents/index.php?content_id=3) が出版されている。アナフィラキシーの重症型であるアナフィラキシーショックを予防するためには，抗原物質（抗原食物）の徹底した回避が重要である。小児アレルギー学会のマニュアルにある"学校生活における救急治療プラン"（図6）は，保護者からの学校への連絡事項としては，アナフィラキシーショックを防ぐ観点からは有用である。また，アナフィラキシーショックが発生した場合に備えて，学校などでは処置のフローチャートを作成することが勧められる。その1例として「学校のアレルギー疾患に対する取り組みガイドライン」からのものを図7に示す。

食物アレルギーの頻度が比較的高い学童期を過ごす学校では，アナフィラキシーの発症時対策としてのエピペン® 使用は重要な位置を占めている。アドレナリン自己注射に関する論文的検討では，現実的に学校

*日本学校保健会*

*学校対応マニュアル*

*食物アレルギー*

学校生活における救急治療プラン

学校名：_____殿

提出年月日：_____年_____月_____日
保護者署名：_____印

私どもの子供は食物アレルギーをもち、アナフィラキシーショックの経験があります。このショックは放置すると重篤化することが知られています。
つきましては食物アレルギーに関する情報を提供いたしますので、アナフィラキシー発現時には緊急対応をお願い致します。

<u>児童／生徒等の情報</u>　クラス：_____年_____組　児童／生徒氏名：_____
保護者氏名：_____関係_____　電話_____
保護者氏名：_____関係_____　電話_____
性別：□ 男子　□ 女子　体重：_____kg　血液型_____型
担任：_____　養護教諭：_____
電話：_____　電話：_____
携帯：_____　携帯：_____

<u>児童／生徒が現在治療中の全身性アレルギー疾患：</u>
□ 食物アレルギー（運動との関係：　有　　　無）　□ ハチ刺されによるアレルギー　□ ラテックスアレルギー
□ 薬物アレルギー　　□ その他（　　　　　　　　　　　　　　　　　）
アレルギーの原因（原因となる食物、薬物等）：_____

<u>全身性のアレルギー症状（アナフィラキシー症状）</u>
（アナフィラキシーショックが発現する前に発現した症状をチェックしてください。）

| 皮 膚 症 状 | □そう痒感（かゆみ）　□じん麻疹　□血管運動性浮腫　□発赤疹　□湿疹 |
|---|---|
| 粘 膜 症 状 | □眼粘膜充血　□そう痒感（かゆみ）　□流涙（涙が流れ出る）　□眼瞼浮腫（まぶたがむくむ） |
| 消 化 器 症 状 | □悪心（気分が悪くむかむかした感じ）　□疝痛発作（おへそを中心にしておなかが痛くなる）<br>□嘔吐　□下痢　□慢性の下痢による蛋白漏出・体重増加不良 |
| 上 気 道 症 状 | □口腔粘膜や咽頭のそう痒感　□違和感（イガイガしたいつもと違う感じ）　□腫脹（はれる）<br>□咽頭喉頭浮腫（のど、のどの奥の方のむくみ）　□くしゃみ　□鼻水　□鼻閉（鼻がつまる） |
| 下 気 道 症 状 | □咳嗽（せき）　□喘鳴（ぜーぜーして息が苦しくなる）　□呼吸困難 |
| 全 身 性 症 状 | □アナフィラキシー症状　□頻脈（脈が早くなること）　□血圧低下　□活動性低下（ぐったりする）　□意識障害 |
| そ　の　他 | |

当該児童／生徒に上記の症状が発現した場合には、次の緊急対応をお願いします。
1．児童／生徒がエピペン注射液を所持している場合には、児童／生徒に手渡し、児童／生徒が注射する手助けをしてください。
2．一刻も早く救急車の手配を行い、その後保護者に連絡してください。なお、エピペン注射器を使用した場合には、治療する医師に使用済みの製剤を提出してください。

<u>エピペン注射液の保管のお願い</u>

| 処方されているエピペン注射液の情報 |
|---|
| エピペン注射液の種類：　□ 0.3mg製剤　□ 0.15mg製剤 |
| 製造番号：_____　有効期限：_____年_____月 |
| 主治医名：_____　患者ID番号（カルテ番号）：_____ |
| 医療機関：_____　電話：_____ |

エピペン注射液は、安全ピンを外すと少し強く押し付けるだけで注射針が射出する構造となっています。このため児童／生徒がいたずら等をすると非常に危険です。校内では他の児童／生徒が手を触れないように留意し、養護教諭等の管理責任者がいる保健室等に保管することが望まれます。この場合には緊急時に養護教諭や担任等の教職員の方が直ぐに取り出せるように配慮をお願いします。

**図6　学校生活における救急治療プラン**

〔小児アレルギー学会ホームページ（http://www.jspaci.jp/modules/gcontents/index.php?content_id=3）より引用〕

# 第5章 病院外でのアナフィラキシーに対する治療
－アドレナリン自己注射器の使用に関して－

## B 緊急性の判断と対応

◆ アレルギー症状があったら5分以内に判断する！
◆ 迷ったらエピペン®を打つ！ ただちに119番通報をする！

### B-1 緊急性が高いアレルギー症状

【全身の症状】
- □ ぐったり
- □ 意識もうろう
- □ 尿や便を漏らす
- □ 脈が触れにくいまたは不規則
- □ 唇や爪が青白い

【呼吸器の症状】
- □ のどや胸が締め付けられる
- □ 声がかすれる
- □ 犬が吠えるような咳
- □ 息がしにくい
- □ 持続する強い咳き込み
- □ ゼーゼーする呼吸
  （ぜん息発作と区別できない場合を含む）

【消化器の症状】
- □ 持続する強い（がまんできない）お腹の痛み
- □ 繰り返し吐き続ける

**1つでもあてはまる場合** → 

### B-2 緊急性が高いアレルギー症状への対応

① ただちにエピペン®を使用する！
 → C エピペン®の使い方

② 救急車を要請する（119番通報）
 → D 救急要請のポイント

③ その場で安静にする（下記の体位を参照）
 立たせたり、歩かせたりしない！

④ その場で救急隊を待つ

⑤ 可能なら内服薬を飲ませる

◆ エピペン®を使用し10～15分後に症状の改善が見られない場合は、次のエピペン®を使用する（2本以上ある場合）

◆ 反応がなく、呼吸がなければ心肺蘇生を行う → E 心肺蘇生とAEDの手順

**ない場合** →
- 内服薬を飲ませる
- 保健室または、安静にできる場所へ移動する
- 5分ごとに症状を観察し症状チェックシートに従い判断し、対応する 緊急性の高いアレルギー症状の出現には特に注意する
- F 症状チェックシート

### 安静を保つ体位

ぐったり、意識もうろうの場合
血圧が低下している可能性があるため仰向けで足を15～30cm高くする

吐き気、おう吐がある場合
おう吐による窒息を防ぐため、体と顔を横に向ける

呼吸が苦しく仰向けになれない場合
呼吸を楽にするため、上半身を起こし後ろに寄りかからせる

図7 東京都健康安全研究センター作成の食物アナフィラキシー発症後の緊急時の対応マニュアル

〔食物アレルギー緊急時対応マニュアル（http://www.tokyo-eiken.go.jp/files/kj_kankyo/allergy/to_public/kinkyu-manual/zenbun1.pdf）より引用〕

教職員におけるアナフィラキシーやエピペン®使用に関する知識は十分に行き渡ってないと考えられる。養護教諭を主とした学校職員を対象とした研修会で，アドレナリン自己注射薬使用に関する意識調査を実施している。42％の教職員がアドレナリン自己注射薬の投与を実施することに不安があると回答し，その理由として"注射のタイミングが難しい""練習の機会の不足""養護教諭以外の教職員への周知が困難"などが挙がっている。このような現状を考えれば，保育教育現場の職員や保護者に対するアナフィラキシーショックの理解やアドレナリン自己注射薬使用の必要性の認知を促し，保育職員間と保護者だけでなく医療機関，救急隊との情報共有を深め，緊急時に迅速で正確な対応ができる体制を整備する必要がある[22]。

保育所および学校において緊急の場に居合わせた関係者が，アドレナリン自己注射薬を使用できない状況にある本人の代わりに注射することは人道上許される行為である〔「学校におけるアレルギー疾患の取り組みガイドライン」（日本学校保健会），「保育所におけるアレルギー対応ガイドライン」（厚生労働省）〕。また，2009年3月より，アナフィラキシーショックで生命が危険な状態にある傷病者があらかじめエピペン®を処方されている場合，救命救急士はエピペン®を業務として使用することが可能となった。

小児アレルギー学会は，一般人向けにエピペン®の使用適用を示している（表5）。エピペン®が処方されている患者でアナフィラキシーショックを疑う場合，アナフィラキシーの症状が一つでもあれば使用すべきであるとし，当学会として"エピペン®の適用の患者さん・保護者の方への説明，今後作成される保育所（園）・幼稚園・学校などのアレルギー・アナフィラキシー対応のガイドライン，マニュアルはすべてこれに準拠することを基本とします"とコメントしている。

食物によるアナフィラキシー児の増加に伴い，学童のエピペン®の処方数は2,7000人に及んでおり，また学校給食でのアナフィラキシーの発症が少なくない現状を考えれば，学校でのアナフィラキシーの的確な認識・診断とエピペン®の適切な使用法の訓練・指導が必須と考えられ

## 第5章 病院外でのアナフィラキシーに対する治療
－アドレナリン自己注射器の使用に関して－

### 表5　一般向けエピペン®の適用（日本小児アレルギー学会）

エピペン®が処方されている患者でアナフィラキシーショックを疑う場合，下記の症状が一つでもあれば使用すべきである。

| 消化器症状 | ・繰り返しはき続ける | ・持続する強い（我慢できない）おなかの痛み | |
|---|---|---|---|
| 呼吸器症状 | ・のどや胸が締め付けられる<br>・持続する強い咳き込み | ・声がかすれる<br>・ゼーゼーする呼吸 | ・犬が吠えるような咳<br>・息がしにくい |
| 全身の症状 | ・唇や爪が青白い<br>・意識が朦朧としている | ・脈を触れにくい，不規則<br>・ぐったりしている | ・尿や便を漏らす |

この度，日本小児アレルギー学会のアナフィラキシー対応ワーキンググループにおいて「一般向けエピペン®の適用」を決定いたしました。
一つの症状だけでエピペン®の適用を示すことはとても難しい作業でしたが，各国の状況を調査したうえで，一般の方にも分かりやすい症状の記載・適用判断としました。
当学会としてエピペン®の適用の患者さん・保護者の方への説明，今後作成される保育所（園）・幼稚園・学校などのアレルギー・アナフィラキシー対応のガイドライン，マニュアルはすべてこれに準拠していくことを基本とします。

〔日本小児アレルギー学会ホームページ（http://www.jspaci.jp/modules/membership/index.php?page=article&storyid=63）より引用〕

る。東京都健康安全研究センターが公開している食物アナフィラキシーの緊急時の対応マニュアル（食物アレルギー緊急時対応マニュアル；http://www.tokyo-eiken.go.jp/files/kj_kankyo/allergy/to_public/kinkyu-manual/zenbun1.pdf）をはじめとし，各地の教育委員会でこのようなマニュアルを作成し，学校での教職員の教育に配慮している（図8）。食物アナフィラキシーの緊急対応には，このようなマニュアルの作成と学校でのシミュレーションによる教育が重要である。

食物アナフィラキシー

　病院外での自宅や学校，保育所などでの小児のアナフィラキシーを予防するためには，アナフィラキシーを起こしうる抗原の徹底した排除がもっとも重要であることは論を俟たない。また，アナフィラキシーを発症した場合には迅速にアドレナリンを投与することで，アナフィラキシーの重症化や二相性アナフィラキシー発症の減少，死亡を防ぐことができる。このためには，アナフィラキシーの既往歴を持つ子どもの両親，学校・保育所の教師や養護教員など，子どもに関わるすべての人々がアナフィラキシーの病態やエピペン®の使用法について十分熟知することがもっとも重要である[23]。教育に関しても単回の講義・講演だけではなく，継続的に繰り返し行うことが重要である。また，学校などでは

教育

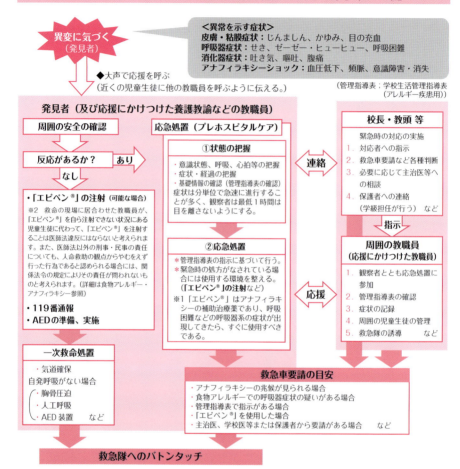

**図8 アナフィラキシーショック時の処置フローチャートの1例**
〔「学校のアレルギー疾患に対する取り組みガイドライン」(http://www.gakkohoken.jp/modules/books/index.php?fct=photo&p=51&keywords=%A5%A2%A5%EC%A5%EB%A5%AE%A1%BC) より引用〕

アナフィラキシーが発症した場合の処置のプロトコール作成が必須である[24]。教育に関しては Australasian Society of Clinical Immunology and Allergy のホームページ (http://www.allergy.org.au/patients/anaphylaxis-e-training-schools-and-childcare) 上の e-learning のような方法は非常に

e-learning

優れている。本 e-learning はアレルギー疾患を持つ子ども自身，両親，学校関係者それぞれの教育課程がそろっており，登録すれば無償で使用することができる。日本でも，このような試みがなされることを強く望む。

日本語での e-leraning では，"特定非営利活動法人環境汚染等から呼吸器病患者を守る会"（通称エパレク）作成の食物アレルギーへの対応，小児の食物アレルギーの食事について，食物アレルギーの離乳食についてウェブで講義が視聴できるものがあり，一般の人が食物アレルギーの知識を得るのに役立つ（http://ael.moovii.jp/al_food.html）。

## ●文献

1) Pumphrey RS. Fatal anaphylaxis in the UK, 1992-2001. Novartis Found Symp 2004; 257: 116-28.
2) Simons FER, Ardusso LR, Dimov V, et al. World Allergy Organization Anaphylaxis Guidelines: 2013 update of the evidence base. Int Arch Allergy Immunol 2013; 162: 193-204.
3) Simons FER, Ebisawa M, Sanchez-Borges M, et al. 2015 update of the evidence base: World Allergy Organization anaphylaxis guidelines. WAO Journal 2015; 8: 32.
4) Fleming JT, Clark S, Camargo CA Jr, et al. Early treatment of food-induced anaphylaxis with epinephrine is associated with a lower risk of hospitalization. J Allergy Clin Immunol In Practice 2015; 3: 57-62.
5) Halbrich M, Mack DP, Carr S, et al. CSACI position statement: epinephrine auto-injectors and children < 15 kg. Allergy Asthma Clin Immunol 2015; 11: 20.
6) Simons FER, Chan ES, Gu X, et al. Epinephrine for the out-of-hospital (first-aid) treatment of anaphylaxis in infants: is the ampule/syringe/needle method practical? J Allergy Clin Immunol 2001; 108: 1040-4.
7) McLean-Tooke AP, Bethune CA, Fay AC, et al. Adrenaline in the treatment of anaphylaxis: what is the evidence? BMJ 2003; 327: 1332-5.
8) Muraro A, Roberts G, Clark A, et al. The management of anaphylaxis in childhood: position paper of the European Academy of Allergology and Clinical Immunology. Allergy 2007; 62: 857-71.
9) Vander Leek TK, Liu AH, Stefanski K, et al. The natural history of peanut allergy in young children and its association with serum peanut-specific IgE. J Pediatr 2000; 137: 749-55.
10) Roberts G, Lack G. Food allergy and asthma--what is the link? Paediatr Respir

Rev 2003; 4: 205-12.
11) Song TT, Worm M, Lieberman P. Anaphylaxis treatment: current barriers to adrenaline auto-injector use. Allergy 2014; 69: 983-91.
12) Kemp SF, Lockey RF, Simons FER. Epinephrine: the drug of choice for anaphylaxis. A statement of the World Allergy Organization. Allergy 2008; 63: 1061-70.
13) Kemp SF, Lockey RF, Simons FER. Epinephrine: the drug of choice for anaphylaxis—a statement of the World Allergy Organization. WAO Journal 2008; 1: S18-26.
14) Macdougall CF, Cant AJ, Colver AF. How dangerous is food allergy in childhood? The incidence of severe and fatal allergic reactions across the UK and Ireland. Arch Dis Childhood 2002; 86: 236-9.
15) Lieberman P, Nicklas RA, Oppenheimer J, et al. The diagnosis and management of anaphylaxis practice parameter: 2010 update. J Allergy Clin Immunol 2010; 126: 477-80, e1-42.
16) Bock SA, Munoz-Furlong A, Sampson HA. Further fatalities caused by anaphylactic reactions to food, 2001-2006. J Allergy Clin Immunol 2007; 119: 1016-8.
17) Pumphrey RS, Gowland MH. Further fatal allergic reactions to food in the United Kingdom, 1999-2006. J Allergy Clin Immunol 2007; 119: 1018-9.
18) 日本アレルギー学会 anaphylaxis 対策特別委員会．アナフィラキシーガイドライン．東京：一般社団法人日本アレルギー学会；2014．
19) 海老澤元宏，西間三馨，秋山一男ほか．アナフィラキシー対策とエピペン．アレルギー 2013; 62: 144-54.
20) Bock SA, Munoz-Furlong A, Sampson HA. Fatalities due to anaphylactic reactions to foods. J Allergy Clin Immunol 2001; 107: 191-3.
21) Simons FER. Edwards ES, Read EJ Jr, et al. Voluntarily reported unintentional injections from epinephrine auto-injectors. J Allergy Clin Immunol 2010; 25: 419-23.
22) 阿久澤智恵子，青柳千春，金泉志保美ほか．わが国のアドレナリン自己注射薬の導入と経過に関する研究動向と課題．小児保健研究 2015; 74: 273-81.
23) Foster AA, Campbell RL, Lee S, et al. Anaphylaxis preparedness among preschool staff before and after an educational intervention. J Allergy 2015; 2015: 231862.
24) Vale S, Smith J, Said M, et al. ASCIA guidelines for prevention of anaphylaxis in schools, pre-schools and childcare: 2015 update. J Paediatr Child Health 2015; 51: 949-54.

第6章

# 付　録

##  薬物性過敏症症候群

DIHS　　薬物性過敏症症候群（drug-induced hypersensitvity syndrome：DIHS）は，薬物アレルギーとウイルスの再活性化が複合している病態と考えられている[1]。アナフィラキシーは即時型反応であり，薬物（抗原物質）が生体内に侵入したときに免疫反応により発症し，その機序はIgE介在型（Gell & Coombs分類のI型）および抗原抗体反応とそれに伴う補体活性化（II型），免疫複合体によるもの（III型）に分類できる。一方，DIHSはアナフィラキシーに分類されるが，IV型でT細胞が関与する遅延型反応である。DIHSではCD25とヒト白血球抗原（HLA）-DRの発現が増加したT細胞の活性化が起こり，さまざまなサイトカイン〔インターフェロンγ，腫瘍壊死因子（TNF）α，インターロイキン-2など〕の産生が見られる[2]。即時型アナフィラキシーでは，末梢静脈系拡張と血液成分の血管外漏出による静脈還流の減少による循環血液量減少性–血液分布異常性が生じ，かつ心機能抑制を伴う混合性ショックを呈する状態まで短時間で急速に進行することがあるので，的確な診断と迅速な治療をしなければ死亡に至ることがある。一方，DIHSはアナフィラキシーであるが，その臨床経過は長く，皮疹と発熱，臓器障害を主徴とする疾患である。

T細胞
遅延型反応

　　薬物による有害反応としての皮膚反応は全入院患者の2〜3%に見られるが，重症疾患は約2%のみである。即時型アナフィラキシーでも全

身に及ぶ広範な皮膚・粘膜疹（全身的な蕁麻疹，瘙痒または紅潮，口唇・舌・口蓋垂の浮腫）が見られるので，ほかの循環器・呼吸器系症状を伴っているか否かで即時型アナフィラキシーを鑑別する必要がある。循環器・呼吸器症状がなく，発熱やほかの臓器機能障害の所見・症状があるときには，ウイルス感染症や薬疹，またその重症型である DIHS や**スチーブンス・ジョンソン症候群**（Stevens-Johnson syndrome：SJS），**中毒性表皮壊死症**（toxic epidermal necrolysis：TEN）などを鑑別する。**重症多形滲出性紅斑**を示すときには，可能性のある原因薬物をただちに中止し，ICU での積極的な治療が必要となる[3]。

DIHS はある特定の薬物（表1）の投与後 2～6 週と，通常の薬疹より長い投与期間後に発症し，汎発性紅斑と発熱，臓器機能障害，リンパ節腫脹を生じる疾患である。原因薬物を中止しても症状は増悪し，遅延した経過をとる。原因薬物の投与中止後の経過中，軽快・増悪を繰り返すところに特徴がある。薬物中止後にさまざまな症状が次々と生じ，しばしば"二～三峰性の経過"をとる[4)5)]。臨床症状は多彩であり，多くの症例で発症後 3～4 週目にヒトヘルペスウイルス 6 型（Human herpesvirus 6：HHV-6）の再活性化を認める。HHV-6 の再活性化は，通常 HHV-6 抗体価の急峻な上昇として見られる。DIHS 発症時には IgG の著明な低下を認め，その回復過程でさまざまな潜伏ウイルスの活性化が認められる。皮疹は紅斑丘疹，多形紅斑，紅皮症，膿疱，水疱など多岐にわたるが，粘膜疹は比較的軽度である。マクロファージと T 細胞の活性化を伴う免疫介在性反応であると考えられているが，その病態に関しては一定の見解には達していない。皮膚，造血系，肝臓がもっとも障害される。

**診断基準** 厚生省の重症薬疹研究班の診断基準 2005 を表2に示す[6]。初発症状は発熱（38℃以上）と顔面の紅斑，頸部リンパ節腫脹のことが多く，顔面は著明な浮腫を来し，しばしば脂漏部位に小膿疱の多発を認める。紅斑はしだいに汎発化し，浮腫性紅斑を全身（四肢・体幹）に認めるようになる。紫斑を伴うことが多く，紅斑は鮮紅色となる。これらの典型的な症状は原因薬物を中止して 3～4 日後に見られることが多く，軽快・

## 表1 DIHSの原因薬物

| a群 | b群 |
|---|---|
| カルバマゼピン | 塩酸ミノサイクリン |
| フェニトイン | セフォチアム |
| アロプリノール | セフタジジム |
| フェノバルビタール | 塩酸バンコマイシン |
| 塩酸メキシレチン | 塩酸エタンブトール |
| サラゾスルファピリジン | イソニアジド |
| ジアミノジフェニルスルホン | フルコナゾール |
| ゾニサミド | シアナミド |
| ダプソン | 塩酸クロルプロマジン |
| | 塩酸エペリゾン |
| | スピロノラクトン |
| | ラモトリギン |
| | バルプロ酸ナトリウム |
| | ジルチアゼム |
| | ピロキシカム |

a群は，わが国で頻度が高いもの．
(福田英三，福田英嗣．薬疹 最近の傾向．日本皮膚科学会雑誌 2006; 116: 1563-8／中村和子，相原道子，三谷直子ほか．本邦における Drug-induced hypersensitivity syndrome 94 症例の臨床的検討―HHV-6 陽性例と陰性例の比較検討―．日本皮膚科学会雑誌 2005; 115: 1779-90／塩原哲夫．すぐに役立つ外来皮膚病診療のコツ 薬疹とウイルス性発疹の外来での鑑別法．MB Derma 2005; 101: 118-25 より一部改変引用)

**多形滲出性紅斑**

増悪を繰り返しつつ紅皮症様となる．多形滲出性紅斑は四肢・躯幹など広い範囲に拇指頭大までの円形あるいは環状の浮腫性紅斑を多発し，重症型では全身に多発する．水泡やびらんを伴う紅斑や粘膜疹は軽度なことが多く，口唇の丘疹・痂皮や眼球結膜の充血はあっても軽度である．このことが，そのほかの重症薬疹との最大の鑑別になる[4]．

　検査所見としては，白血球増多（11,000/mm$^3$ 以上），異型リンパ球の出現（5%以上），好酸球の増多（1,500/mm$^3$ 以上）を認め，これらの検査所見が診断基準に採用されている．臓器機能障害としては，肝機能障害（ATL 100 以上）が見られることが多く，腎機能障害を認めることもある．HHV-6 の再活性化は，診断基準にあるようにペア血清での抗体価の確認が必要である．通常は IgM 抗体価の上昇を伴わない IgG 抗体価の上昇が見られる．DIHS では，HHV-6 の再活性化だけでなく，EB

### 表2 drug-induced hypersensitivity syndrome〔DIHS（薬物性過敏症症候群）〕診断基準2005

**概念**：高熱と臓器障害を伴う薬疹で，薬物中止後も遷延化する．多くの場合，発症後2～3（4）週間後にHHV-6の再活性化を生じる．

#### 主要所見

1. 限られた薬物投与後に遅発性に生じ，急速に拡大する紅斑．しばしば紅皮症に移行する．
2. 原因薬物中止後も2週間以上遷延する．
3. 38.0℃以上の発熱
4. 肝機能障害
5. 血液学的異常：a, b, cのうち1つ以上
    a. 白血球増多（11,000/mm$^3$以上）
    b. 異型リンパ球の出現（5％以上）
    c. 好酸球の増多（1,500/mm$^3$以上）
6. リンパ節腫脹
7. HHV-6の再活性化

典型DIHS：1～7すべて．

非典型DIHS：1～5すべて．ただし4に関しては，そのほかの重篤な臓器障害をもって代えることができる．

#### 参考所見

1. 原因薬物は，抗痙攣薬，ジアフェニルスルフォン，サラゾスルファピリジン，アロプリノール，ミノサイクリン，メキシレチンであることが多く，発症までの内服期間は2週から6週間が多い．
2. 皮疹は，初期には紅斑丘疹型，多形紅斑型で，後にしばしば紅皮症に移行する．顔面の浮腫・紅斑，口周囲の紅色丘疹，膿疱，小水疱，鱗屑は特徴的である．粘膜には発赤，点状紫斑，軽度のびらんが見られることがある．
3. 臨床症状の再燃がしばしば見られる．
4. HHV-6の再活性化は，①ペア血清でHHV-6 IgG抗体価が4倍（2管）以上の上昇，②血清（血漿）中のHHV-6 DNAの検出，③末梢血単球あるいは全血中の明らかなHHV-6 DNAの増加のいずれかにより判断する．ペア血清は発症後14日以内と28日以降（21日以降でも可能な場合も多い）の2点にすると確実である．
5. HHV-6以外に，サイトメガロウイルス，EBウイルス，HHV-7の再活性化を認めることもある．
6. 多臓器障害として，腎障害，糖尿病，脳炎，肺炎，甲状腺炎，心筋炎も生じる．

〔厚生労働省科学研究費補助金　難治性克服研究事業（主任研究者　橋本公二）：難治性疾患（重症多形滲出性紅斑〈急性期〉を含む）の画期的治療法に関する研究．厚生科学特別研究事業　平成17年度総括・分担研究報告書．2006. p.7-15より引用〕

ウイルス，HHV-7，サイトメガロウイルスなどの活性化も起こることがある．この現象は，DIHS発症時には著明な免疫不全状態にあり，その回復過程でさまざまなウイルスの活性化が起こるのではないかと考えら

れている。DIHS が遷延化・重症化するときの臓器障害としては，肝・腎機能障害以外に脳炎，肺炎，甲状腺炎，心筋炎が報告されている[7]。

血液検査では白血球数，白血球分画を調べ，生化学検査では肝機能検査，腎機能検査を行う。血清グロブリン，特に IgG の著明な低下が見られ，B 細胞分画が減少していることがある。C 反応性タンパク（CRP）は，むしろ皮疹や発熱が著明なほどには上昇せず（15 くらいまでは上昇することがある），白血球増多と乖離が見られる。ウイルス学的検査で HHV-6 の活性化の有無を確認する。再活性化は HHV-6 に対する IgG 抗体価の有意な上昇を認めるか，全血中に HHV-6 デオキシリボ核酸（DNA）を検出することにより確認する[4]。DIHS では，HHV-6 の再活性化が見られることが TEN や SJS と大きく違う検査所見である。

鑑別診断としては，重篤な皮膚症状と臓器機能障害が出現してきた段階では重症型薬疹との鑑別が必要であるが，発症初期時には伝染性単核症と麻疹との鑑別が必要である。

伝染性単核症の臨床所見は発疹，発熱，リンパ節腫大であり，異型リンパ球の出現や肝機能障害の検査所見は DIHS に類似し，初診時には両者を鑑別することは難しく，薬物の内服状況や IgG 値を参考に鑑別する。麻疹は発熱や発疹が見られるため，一見すれば症状が似ているが，頬粘膜にコプリック斑（大臼歯に接する口腔粘膜に見られる数個の紅暈を伴う白色小丘疹）が見られれば診断は容易である。しかし，麻疹時の顔面の発疹は DIHS に類似しているので，非典型的な症例では鑑別が難しいことがある。麻疹の場合には，体や四肢に認める紅斑は壊死性変化を伴うことはない。DIHS では白血球増加や IgG 減少が見られるので，その点で鑑別できる[8]。重症型の薬疹を示すほかの疾患としては，SJS と TEN などが挙げられ，これらの疾患と鑑別する必要がある。SJS と TEN の組織病理学的所見（表皮壊死の所見が特徴的）は同一のものであり，SJS が進行し重篤化したものが TEN であると考えられている。SJS と TEN の診断基準を**表 3** に示す。

SJS は多形紅斑の重篤な病型（大多形紅斑）である。皮膚粘膜移行部の重篤な粘膜病変が特徴的である。多形紅斑（多形滲出性紅斑，水疱性

### 表3 スチーブンス・ジョンソン症候群と中毒性表皮壊死症の診断基準

#### スチーブンス・ジョンソン症候群（SJS）診断基準 2005

概念：発熱を伴う口唇，眼結膜，外陰部などの皮膚粘膜移行部における重症の粘膜疹および皮膚の紅斑で，しばしば水疱，表皮剥離などの表皮の壊死性障害を認める。原因の多くは薬物である。

**主要所見（必須）**

1. 皮膚粘膜移行部の重篤な粘膜所見（出血性あるいは充血性）が見られること。
2. しばしば認められるびらんもしくは水疱は，体表面の10％未満であること。
3. 発熱。

**副所見**

4. 皮疹は非典型的ターゲット状多型紅斑。
5. 角膜上皮障害と偽膜形成のどちらか，あるいは両方を伴う両眼性の非特異的結膜炎。
6. 病理組織学的に，表皮の壊死性変化を認める。

- ただしTENへの移行がありうるため，初期に評価を行った場合には，極期に再評価を行う。
- 主要項目の3項目をすべて満たす場合，SJSと診断する。

#### 中毒性表皮壊死症（toxic epidermal necrolysis：TEN）診断基準 2005

概念：広範囲な紅斑と，全身の10％以上の水疱，表皮剥離・びらんなどの顕著な表皮の壊死性障害を認め，高熱と粘膜疹を伴う。原因の大部分は薬物である。

**主要所見（必須）**

1. 体表面の10％を超える水疱，表皮剥離・びらんなどの表皮の壊死性障害。
2. ブドウ球菌性熱傷様皮膚症候群（SSSS）を除外できる。
3. 発熱。

**副所見**

4. 皮疹は広範囲のびまん性紅斑および斑状紅斑である。
5. 粘膜疹を伴う。眼症状は，角膜上皮障害と偽膜形成のどちらか，あるいは両方を伴う両眼性の非特異的結膜炎。
6. 病理組織学的に，顕著な表皮の壊死を認める。

- 主要3項目のすべてを満たすものをTENとする。

**サブタイプの分類**

1型：SJS進展型（TEN with spots）
2型：びまん性紅斑進展型（TEN without spots）
3型：特殊型

**参考所見**

治療などの修飾により，主要項目1の体表面10％に達しなかったものを不全型とする。

〔厚生労働省科学研究費補助金　難治性克服研究事業（主任研究者　橋本公二）：難治性疾患（重症多形滲出性紅斑〈急性期〉を含む）の画期的治療法に関する研究．厚生科学特別研究事業　平成17年度総括・分担研究報告書．2006．p.7-15 より引用〕

多形紅斑）は，対称性の紅斑，浮腫，水疱性の皮膚および粘膜の病変によって特徴づけられる炎症性皮疹である。発症は通常突然であり，主に四肢遠位側（手掌と足底）や顔面に紅斑，丘疹，蕁麻疹，小水疱，時に水疱を伴って起こり，口唇，口腔粘膜に出血性の病変も見られることがある。全身的な症状としては，倦怠感，関節痛，発熱，リンパ腺腫脹が見られ，臓器障害としては肝臓炎，肺臓炎，心筋炎，腎炎などを併発する。血液像としては，約90％に好酸球増多，約40％に単球増加症が見られる。重症になるに従い，紅斑・皮疹は全身性に地図状に拡大し，水疱やびらんを伴う。さらに粘膜疹やびらんは，口腔粘膜，咽頭，結膜，肛門および外陰部粘膜などに拡大し，特に結膜病変は角膜混濁や癒着をもたらす。

TEN　　TENでは，粘膜病変が主であり，表皮が層状に剥がれ落ち，広範囲に剥離する致命的な疾患であり，成人にもっとも多く発症する。典型的には限局性の痛みを伴う紅斑から始まり，その後は急速に広がる。紅斑のある部位では弛緩性の水疱が発生し，表皮がわずかな接触や張力で大きな層になって剥がれ落ちる（ニコルスキー徴候）。倦怠感，悪寒，筋肉痛，発熱が表皮剥離に伴って見られる。すべての粘膜（眼，口腔，生殖器）を含む広範囲の皮膚のびらんが24〜72時間以内に起こり，患者の状態が危機的に悪化する。口唇粘膜や眼粘膜，陰部粘膜などを強く侵すことが特徴であり，特に口唇の血痂を伴った壊死性変化があればTENが疑われる。病変は上皮に限局するが，気管支系や消化管系に病変が及ぶと致死的になる。肝臓と腎臓に病変が及ぶことはまれである。死亡率は61％である。診断を早期に行い，原因薬物を確定し投与を中止する。

DIHSが初診時に疑われたら入院治療を受けることが望ましく，皮膚科専門医と対診し共同で治療に当たることが勧められる。ステロイドの全身投与を行い，水溶性プレドニゾロン40〜60 mgを経口投与する。ステロイドの急激な減量・中止はDIHSを悪化・再燃をさせることが多いので，症状に合わせて5日〜2週間おきに減量し漸減する。症状が持続するときや再燃時には，免疫グロブリンを5 g/日で3日間投与が有

効なことがある。発症後に使用した薬物に対しても反応することがある，いわゆる多剤感作状態になっていることがあるので，非ステロイド性抗炎症薬や抗生物質の安易な継続使用はさらに症状を悪化させるので注意を要する[4]。

> 皮膚パッチテスト

原因薬物を確定するための皮膚パッチテストは，βラクタム抗生物質による遅延型アレルギー反応には有用であることが証明されている。しかし，抗痙攣薬によるDIHSでは診断的価値にはまだ議論はあるが，カルバマゼピンとフェニトインは有用とされている。検査の時期は回復後2～6カ月の時点で実施すべきであると考えられている[9]。薬物誘導性リンパ球幼若化試験は原因薬物の同定に有用であり，DIHSでは発症後5～8週に行うべきであるが，一方SJSとTENでは発疹発症後1週間以内で行うべきである[10]。

DIHSの死亡率は約10％と報告されている[3]。サイトメガロウイルスの再活性化は致命的な消化管出血を起こすことがあり，またEBウイルスの再活性化はDIHS治癒後の自己免疫疾患の発症につながることがあるので，予後を考えるうえで重要である。HHV-6の再活性化は診断には重要であるが，予後不良の予測因子ではない。腎機能障害が見られるときは，予後不良のことが多いとされている[8]。

### ●文献

1) 宮川　史，浅田秀夫．薬剤性過敏症症候群（DIHS）．薬事 2014; 56: 2162-6.
2) Torres MJ, Mayorga C, Blanca M. Nonimmediate allergic reactions induced by drugs: pathogenesis and diagnostic tests. J Investig Allergol Clin Immunol 2009; 19: 80-90.
3) Wolf R, Orion E, Marcos B, et al. Life-threatening acute adverse cutaneous drug reactions. Clin Dermatol 2005; 23: 171-81.
4) Shiohara T, Inaoka M, Kano Y. Drug-induced hypersensitivity syndrome(DIHS): a reaction induced by a complex interplay among herpesviruses and antiviral and antidrug immune responses. Allergol Int 2006; 55: 1-8.
5) Kano Y, Shiohara T. The variable clinical picture of drug-induced hypersensitivity syndrome/drug rash with eosinophilia and systemic symptoms in relation to the eliciting drug. Immunol Allergy Clin North Am 2009; 29: 481-501.
6) 厚生労働省科学研究費補助金　難治性克服研究事業（主任研究者　橋本公二）：難

治性疾患〔重症多形滲出性紅斑（急性期）を含む〕の画期的治療法に関する研究．厚生科学特別研究事業　平成 17 年度総括・分担研究報告書．2006. p.7-15.
7) Shiohara T, Kano Y. A complex interaction between drug allergy and viral infection. Clin Rev Allergy Immunol 2007; 33: 124-33.
8) 塩原哲夫．すぐに役立つ外来皮膚病診療のコツ　薬疹とウイルス性発疹の外来での鑑別法．MB derma 2005; 101: 118-25.
9) Elzagallaai AA, Knowles SR, Rieder MJ, et al. Patch testing for the diagnosis of anticonvulsant hypersensitivity syndrome: a systematic review. Drug Saf 2009; 32: 391-408.
10) Kano Y, Hirahara K, Mitsuyama Y, et al. Utility of the lymphocyte transformation test in the diagnosis of drug sensitivity: dependence on its timing and the type of drug eruption. Allergy 2007; 62: 1439-44.

## B　アナフィラキシーのガイドライン

ガイドライン

　多くのガイドラインが各国から出されているが，日本をはじめ標準的なガイドラインを提示した．ここに挙げたほとんどのガイドラインは，PubMed で free paper として PDF で入手することができるものが多い．

World Allergy Organization

● World Allergy Organization Guidelines for the Assessment and Management of Anaphylaxis（アナフィラキシーの評価および管理に関する世界アレルギー機構ガイドライン）を日本アレルギー学会 Anaphylaxis 対策特別委員会が翻訳したものである．本翻訳は World Allergy Organization と Elsevier の許諾のもとに行われたものであり，ウェブ上から PDF で入手できる．

※ Journal Web Site：http://jja.jsaweb.jp/
※ http://allergyteam.net/wp/wp-content/uploads/2014/02/daca628900a0ab7f4a69df6d032dc0d0.pdf

● World Allergy Organization のガイドライン

※ World Allergy Organization Guidelines for the Assessment and Management of Anaphylaxis. WAO Journal 2010; 4(2): 13-37. (日本語訳の原文である)

全文は World Allergy Organization のウェブサイトから入手できる。

※ http://www.worldallergy.org/anaphylaxis/

**心肺停止**

**American Heart Association**

● 心肺停止に近い状態または心肺停止

American Heart Association の心肺蘇生のガイドラインの12章 特別な状況での心停止の中のアナフィラキシーによる心停止時の心肺蘇生法についてのガイドラインである。

※ Vanden Hoek TL, Morrison LJ, Shuster M, et al. Part 12: cardiac arrest in special situations: 2010 American Heart Association Guidelines for Cardiopulmonary Resuscitation and Emergency Cardiovascular Care. Circulation 2010; 122(18 Suppl): S829-61.

● 抗生物質によるアナフィラキシー

アナフィラキシーの既往歴のある患者への抗生物質投与時の対処法、特に皮膚試験についてのガイドラインである。

※ 社団法人日本化学療法学会臨床試験委員会皮内反応検討特別部会(斎藤 厚，砂川慶介，中島光好，炭山嘉伸，池澤善郎，比嘉 太ほか)．抗菌薬投与に関するアナフィラキシー対策のガイドライン(2004年版)．日化療会誌 2004; 52: 584-90.

● 眼科学会作成の蛍光造影剤のアナフィラキシーのガイドライン

※ 眼底血管造影実施基準委員会(湯澤美都子，小椋祐一郎，高橋寛二，光畑裕正)．眼底血管造影実施基準．改訂版(解説)．日本眼科学会雑誌 2011; 115: 67-75.

● 米国のアレルギー関連学会が合同で作成したガイドライン

American Academy of Allergy, Asthma and Immunology, American College of Allergy, Asthma and Immunology, Joint Council of Allergy, Asthma and Immunology の3学会が作成した指標はアナフィラキシー診断・治療に関し役立つ。

※ Lieberman P, Nicklas RA, Oppenheimer J, et al. The diagnosis and management of anaphylaxis practice parameter: 2010 update. J Allergy Clin Immunol 2010; 126: 477-80, e1-42.

※ Campbell RL, Hagan JB, Manivannanet V, et al. Evaluation of National Institute of Allergy and Infectious Diseases/Food Allergy and Anaphylaxis Network criteria for the diagnosis of anaphylaxis in emergency department patients. J Allergy Clin Immunol 2012; 129: 748-52.

●欧米各国のガイドライン

1．英国・アイルランド麻酔科学会（Association of Anaesthetists of Great Britain and Ireland）作成のガイドライン

※ Harper NJN, Dixon T, Dugué P, et al. Working Party of the Association of Anaesthetists of Great Britain and I reland. Suspected anaphylactic reactions associated with anaesthesia. Anaesthesia 2009; 64: 199-211.

2．スカンジナビア各国の麻酔学会作成のガイドライン

※ Kroigaard M, Garvey LH, Gillberg L, et al. Scandinavian Clinical Practice Guidelines on the diagnosis, management and follow-up of anaphylaxis during anaesthesia. Acta Anaesthesiol Scand 2007; 51: 655-670.

3．ヨーロッパアレルギー臨床免疫学会作成のガイドライン

※ Muraro A, Roberts G, Worm M, et al. Anaphylaxis: guidelines from the European Academy of Allergy and Clinical Immunology. Allergy 2014; 69: 1026-45.

4．英国の薬物アレルギーのガイドライン

薬物アレルギーに関する広範なガイドラインである。

※ National Clinical Guideline Centre (UK): Drug allergy: diagnosis and management of drug allergy in adults, children and young people. Clinical guideline 183. London: National Institute for Health and Care Excellence (UK); 2014 Sep. National Institute for Health and Clinical Excellence: Guidance.

5．ドイツ，オーストリアのアナフィラキシーのガイドライン

※ Ring J, Beyer K, Biedermann T, et al. Guideline for acute therapy and management of anaphylaxis: S2 Guideline of the German Society for Allergology and Clinical Immunology (DGAKI), the Association of German Allergologists (AeDA), the Society of Pediatric Allergy and Environmental Medicine (GPA), the German Academy of Allergology and Environmental Medicine (DAAU), the German Professional Association of Pediatricians (BVKJ), the Austrian Society for Allergology and Immunology (OGAI), the Swiss Society for Allergy and Immunology (SGAI), the German Society of Anaesthesiology and Intensive Care Medicine (DGAI), the German Society of Pharmacology (DGP), the German Society for Psychosomatic Medicine (DGPM), the German Working Group of Anaphylaxis Training and Education (AGATE) and the patient organization German Allergy and Asthma Association (DAAB). Allergo J Int 2014; 23: 96-112.

● 小児の食物アレルギーのガイドライン

日本アレルギー学会と日本小児アレルギー学会が合同で作成した食物アレルギーのガイドライン 2014

※ Urisu A, Ebisawa M, Ito K, et al. Japanese Guideline for Food Allergy 2014. Allergol Int 2014; 63: 399-419.

● ラテックスアレルギーのガイドライン

ラテックスアレルギー研究会が中心となってまとめたガイドラインである。

※ ラテックスアレルギー安全対策ガイドライン 2013 ～化学物質による遅延型アレルギーを含む～．東京：協和企画；2013．

アメリカ合衆国の The National Institute for Occupational Safety and Health（NIOSH）の出版物 Publication No. 98113: Latex allergy: a prevention guide

※ http://www.cdc.gov/niosh/docs/98-113/

ラテックスアレルギーに関する医療現場で働く人の教育用プログラムである。自分自身がいかにラテックスアレルギーから守ることができるか（How can I protect myself from latex allergy?）

1．非感染性物質を扱うときには非ラテックス手袋を使用する。
2．感染性物質を扱うときには適切な防御が必要である。もしラテックス手袋を使用するならタンパク含量の少ないパウダーフリー手袋を使用する。
3．この手袋はラテックスタンパクの曝露を減少し，ラテックスアレルギーの危険性を減少する。
4．いわゆる低アレルゲンラテックス手袋はラテックスアレルギーの危険性は減少しない。しかしラテックスに含まれる化学物質による反応を減少する（アレルギー性接触性皮膚炎）。
5．ラテックスへの反応を減少させる適切な職場環境にする。
6．すべての従業員にラテックスアレルギーを教育し，ラテックスアレルギー予防の方法を熟知させる。
7．ラテックスアレルギーの症状（皮疹，蕁麻疹，瘙痒，喘息，ショック）を教育する。

● 職業アレルギーの日本ガイドライン

※ Dobashi K, Akiyama K, Usami A, et al. Japanese Guideline for Occupational Allergic Diseases 2014. Allergol Int 2014; 63: 421-42.

●一般向けおよび医療関係者向けの厚生労働省作成のアナフィラキシーのガイドライン

重篤副作用疾患別対応マニュアル　アナフィラキシー　平成20年3月　厚生労働省

※ http://www.info.pmda.go.jp/juutoku/file/jfm0803003.pdf

 **アナフィラキシーに関する最高裁判決**

アナフィラキシー
最高裁の判断

アナフィラキシーに関する医療裁判では，初めて最高裁の判断が示された判例である。この判例以後，下級審でもアナフィラキシーの医療裁判ではアナフィラキシー発症後の治療にまで踏み込む判決が多く，アナフィラキシー発症後，適切な時期に的確な治療を行っていなければ，医師の注意義務違反を問われることが多くなっている。特にアドレナリンや補液による適切な治療を行っていなければ，医師側が敗訴することがある。現状では，すべての医師がアナフィラキシーの診断・治療に関して習熟し，ただちに的確な治療ができるともかぎらない。アナフィラキシー発症時には担当医師のみで治療を行うのではなく，チーム医療として院内救急蘇生グループと協同で治療を行うことで救命しうると考えられる。病院内での体制作りが重要な鍵となる。

http://www.courts.go.jp/app/files/hanrei_jp/494/062494_hanrei.pdf

平成13（受）164／事件名：損害賠償請求事件／裁判年月日：平成16年09月07日

法廷名：最高裁判所第三小法廷／裁判種別：判決／結果：破棄差戻し／判例集等巻・号・頁集民　第215号63頁

原審裁判所名：大阪高等裁判所／原審事件番号：平成10（ネ）536／原審裁判年月日：平成12年10月26日

## 裁判要旨

看護婦から点滴により抗生剤の投与を受けた患者が投与開始直後にアナフィラキシーショックを発症して死亡した場合において，同抗生剤がその発症の原因物質となり得るものであること，当該患者が薬物等にアレルギー反応を起こしやすい体質である旨を申告していたことなど判示の事実関係の下では，担当医師には，上記抗生剤を投与するに当たって，アナフィラキシーショック発症の可能性を予見し，これに備えて，あらかじめ担当の看護婦に対し投与後の経過観察を十分に行うこと等を指示するとともに，発症後に迅速かつ的確な救急処置を執り得るような医療態勢に関する指示等をすべき注意義務があり，このような指示をしないで担当看護婦に上記抗生剤の投与を指示したことにつき，上記注意義務を怠った過失がある。

参照法条民法：415条，民法：709条

## 事実関係の概要

Y病院でS状結腸がん除去手術を受けた患者である甲が，手術後の点滴による静脈注射で継続的に抗生剤を投与されていたが，新たな抗生剤が投与された直後に，呼吸困難その他薬物ショック性の各症状を発症し，約3時間後に急性循環不全により死亡したため，甲の妻子である上告人らが，甲の死亡は，主治医であるY2（医師）が抗生剤投与後に経過観察すべき注意義務と救急処置の準備をそれぞれ怠った過失があるとしてY病院に対し損害賠償請求した事案である。

### アレルギー症状の申告

平成2年7月19日，Y病院で注腸造影検査を受けた甲はS状結腸がんと診断され，同年8月2日，本件病院に入院してY2（医師）が主治医となった。甲は受診する際，「申告事項」と題する書面の「異常体質過敏症，ショック等の有無」欄の「抗生物質剤（ペニシリン，ストマイ

等）」の箇所に丸印をつけて提出し，また，入院時には，Y病院の看護婦に対し，「風邪薬でじんましんが出た経験があり，青魚，生魚でじんましんが出る」と告げた。Y2（医師）は上記書面の記載内容を見たうえで問診を行ったが，その際，甲から薬物アレルギーがあり，風邪薬でじんましんが出たことがある旨の申告を受けていたが，これを聞いたY2（医師）は，「風邪薬とは抗生物質の使用されていない市販の消炎鎮痛剤のことであろう」と解釈し，甲に対して具体的な薬品名等，申告に係る薬物アレルギーの具体的内容，その詳細を尋ねることはしなかった。

### 本件手術から点滴静注まで

平成2年8月8日，Y2（医師）の執刀により，S状結腸がん除去手術が行われた。Y2（医師）は感染予防を目的として，術後から第二世代セフェム系抗生剤であるパンスポリン及び第三世代セフェム系抗生剤であるエポセリンを，いずれも皮膚反応による皮内試験の結果が陰性であること（この時点では抗生剤投与前の皮内試験が行われていたが，現在では不要でありかって危険性があるとのことで投与前の過敏反応の確認のための皮内試験は行われない）を確認した上で甲に投与した。手術後8日目の8月16日，手術で留置したドレーンに便汁様の排液が認められ縫合不全と診断し，かつ23日と24日に甲に38度の発熱が認められたので，縫合不全の炎症が持続し，また抗生剤投与が2週間以上となったために縫合不全部の感染に対して抗生剤の効果が低下している可能性があることから，Y2（医師）は抗生剤を変更する必要があると考え，合成ペニシリン系のペントシリンと第三世代セフェム系のベストコールを併用して投与するのが適当と判断し，皮膚試験でいずれも陰性の判定を確認した段階で投与したが，甲には何ら異常は認められなかった。しかし，先に行われた細菌培養検査の結果が判明し，これを受けてY2（医師）は，ベストコールをミノマイシンに変更するのが適切であると判断し，ペントシリンとミノマイシンの投与を開始することにした。8月25日，Y病院のC看護婦は，甲に対し，ペントシリン2gと，ミノマイシン100mgの点滴静注を開始し，点滴静注後の甲の状態変化の有無等の

抗生剤

経過観察を行わず病室から退出した。〔なお，Y2（医師）からC看護婦に対して，投与方法，投与後の経過観察等についての格別の指示はなかった。〕

### アナフィラキシーショック症状の発症から甲死亡まで

同月25日午後10時，本件病院の丙看護婦（以下「丙看護婦」という。）は，甲の病室に入り，甲に対し，ペントシリン2g及びミノマイシン100mg（以下，これらを併せて「本件各薬剤」という。）の点滴静注を開始し，その直後の午後10時02分ころ，点滴静注開始による甲の状態の変化の有無等の経過観察を十分に行わないで，甲の病室から退出した。なお，上記の本件各薬剤の投与に際し，Y2医師から，丙看護婦に対し，投与方法，投与後の経過観察等についての格別の指示はなかった。上記点滴静注を開始して数分後，甲は，うめき声を上げ，妻のX1（以下「X1」という。）に対して，点滴の影響で苦しくなったので，看護婦を呼ぶように求め，X1は，ナースコールをした。本件病院のD看護婦（以下「D看護婦」という。）は，看護婦の詰所で上記ナースコールを聞き，午後10時10分に甲の病室に入った。D看護婦は，甲から，気分が悪く体がピリピリした感じがするという言葉を聞き，さらに，妻X1から，本件各薬剤を投与してから異常が現れたと告げられたため，本件各薬剤の投与を中止し，後から甲の病室に入って来た丙看護婦に甲の様子をみておくように伝えた上で，当直医のE医師（以下「E医師」という。）を呼びに行き，午後10時15分，E医師に連絡した。E医師が病室に到着するまでの間，丙看護婦は，甲から，気分が悪いと言われたため，背中をさすって様子を見ていたところ，甲は，「オエッ」というような声を何回か発した後，白目をむいた。その後，E医師とD看護婦が病室に到着したが，その時点において，甲は，既に意識がなく，顔面にチアノーゼが出ている状態で，ほぼ呼吸停止かつ心停止の状態であった。E医師は，アンビューバッグを用いるなどして人工呼吸を行い，看護婦が心臓マッサージを行った。E医師は，当直医のF医師（以下「F医師」という。）の応援を求め，F医師は，約1分後に甲の病

室に到着した。この時，甲は，1分間に10回深呼吸をする状態であった。午後10時30分に，E医師が気管内挿管を試みたが，喉頭浮腫が強かったため挿管することができず，F医師が甲状輪状靱帯穿刺を行い，午後10時40分に気管内挿管がされたが，そのころ，呼吸停止，心停止が確認され，午後10時45分から強心剤であるアドレナリン（ボスミン）等が投与され，人工呼吸及び心臓マッサージが続けられたが，翌26日午前1時28分，甲の死亡が確認された。

### 原審の判断

原審は，上記事実関係の下において，次のとおり判断して，上告人らの請求を棄却すべきものとした。

(1) 本件各薬剤の投与は，従前から投与していた抗生剤の一部を変更したものにすぎず，それまでの抗生剤の投与によって甲に異常が現れた形跡がなかったこと，本件各薬剤の投与に当たって薬剤の一部変更があったものの，本件各薬剤の投与によってショックが発症する確率は極めて低いこと，本件病院においては，夜間に当直の医師及び看護婦を複数配置していたことを考慮すると，本件各薬剤の投与に際して本件病院の医師又は看護婦が甲に付き添って経過観察を行うべき注意義務があったとまでいうことは困難であり，上記医師等に，上記注意義務を怠った過失があるとはいえない。

(2) E医師は，甲の病室に駆けつけるや直ちにアンビューバッグによる人工呼吸を開始しているのであり，また，F医師が行った甲状輪状靱帯穿刺により気道が確保されてからは，直ちにボスミン等の投与が行われているのであるから，上記両医師の甲に対する救急措置に過誤があったということもできない。

### 原審判断の誤りと最高裁の判断

しかし，原審の判断は肯定することができない。その理由は，次のとおりである。

(1) 各薬剤は，いずれもアナフィラキシーショック発症の原因物質とな

り得るものであり，本件各薬剤の各能書きに使用上の注意事項として明記されていること。抗生物質に対して過敏症の既往歴のある患者や，気管支喘息気，発疹，蕁麻疹等のアレルギー反応を起こしやすい体質を持つ患者には，特に慎重に投与すること，投与後の経過観察を十分に行い，一定の症状が現れた場合には投与を中止して，適切な処置を執るべきことが記載されている。

(2) 甲は，受診の際に提出した申告書とY2（医師）の問診で，薬物等にアレルギー反応を起こしやすい体質である旨の申告をしており，Y2（医師）は，その申告内容を認識しながら，甲に薬物アレルギーの具体的内容や詳細を尋ねることはしなかった。

(3) 本件手術後，甲に抗生剤が継続的に投与されていたが，アナフィラキシーショック発症の原因となった点滴静注で投与されたミノマイシンは初めて投与されたものであり，ペントシリンは2度目の投与であった。

(4) 医学的知見から，薬剤が静注投与された場合に起きるアナフィラキシーショックは，ほとんどの場合，投与後5分以内に発症するものとされており，その病変の進行が急速であることから，アナフィラキシーショック症状を引き起こす可能性のある薬剤を投与する場合には，投与後の経過観察を十分に行い，その初期症状をいち早く察知することが肝要であり，発症した場合には，薬剤の投与を直ちに中止するとともに，できるだけ早期に救急治療を行うことが重要であるとされている。特に，アレルギー性疾患を有する患者の場合には，薬剤の投与によるアナフィラキシーショックの発症率が高いことから，格別の注意を払うことが必要とされている。

> アナフィラキシーショック

(5) Y2（医師）は薬剤を投与する際，担当C看護婦に投与後の経過観察を十分に行うよう指示してなく，アナフィラキシーショックが発症した場合に迅速かつ的確な救急処置を行う医療態勢に関する指示，連絡もしていなかった。そのため，薬剤の点滴静注を行ったC看護婦は，点滴静注開始後，甲の経過観察を行わないですぐに病室から退出してしまい，その結果，アナフィラキシーショック発症後，

相当の間，薬剤投与が継続された。また当直B医師の心臓マッサージ開始も発症から10分以上経過した後であり，気管内挿管も発症から20分以上経過し，アドレナリン投与については発症から約40分が経過した後であったこと。

> アドレナリン投与

以上の諸点により，Y2（医師）が薬物等にアレルギー反応を起こしやすい体質である旨の申告をしている甲に対し，アナフィラキシーショック症状を引き起こす可能性のある薬剤を新たに投与する際は，Y2（医師）はアナフィラキシーショック症状が発症する可能性を予測して，その発症に備えて，あらかじめ担当看護婦に投与後の経過観察を十分行うこと等を指示するほか，発症後に迅速，かつ的確な救急処置が行えるような医療態勢を指示・連絡しておくべき注意義務があり，Y2（医師）がこのような指示を何ら行わないで，本件薬剤の投与を担当看護婦に指示したことは，注意義務を怠った過失があるというべきである。

以上の点より，Y2（医師）は注意義務を怠った過失があるので，原審が出した判決を破棄して，再度審理を尽くすために，原審に差し戻すこととと判断した。

### ●著者による解説●

> 抗生物質
> アナフィラキシーショック

抗生物質の投与でアナフィラキシーショックを発症して死亡した事案であるが，率直な意見として，きわめて医療側にとっては厳しい判断が下されたと思われる。従来では，判例ではアナフィラキシーショックが発症した場合，医学常識の範囲内の救急措置を行えば，医療側は注意義務を尽くしていたと判断されてきたのが，本最高裁判例では治療までの時間経過についてまでも詳細に判断を下している。つまり，迅速な適切な措置を行っていなければ医療水準に達していなく，医師に注意義務違反があると認定している。

症状後の対応を見ると，発症から当直医が心臓マッサージを開始するまで10分以上経過しており，気管挿管も発症から20分以上経過し，アドレナリン投与も発症から約40分の時間経過があった。これはアナフィラキシー発症から治療開始までの時間経過が長く，適切な処置では

なかったといえる。心臓マッサージを行うこと自体，すでに患者の状態は非常に重篤になっているので，この間の措置がまったくなされていないのは，医療側に過失が問われても仕方がない。アナフィラキシーは発症から数分で症状が進行し重篤になる可能性が高いので，アナフィラキシーショックが起きた場合，ただちに該当薬物の投与を中止し，酸素投与とアドレナリンの投与，そして十分な補液を行わなければならない。アナフィラキシーショック発症後，早期に診断し可能なかぎり迅速に処置を行って，はじめて医療水準にあると判断されて然るべきである。その意味からも，最高裁の判断は適切なものといえる。

　アナフィラキシーショックが発症し，的確な治療を行わなければ，医師の注意義務違反を問われる現状であることを十分に認識し，すべての医師がアナフィラキシーショックの診断・治療に関して日ごろからの心構えが必要であると考える。どのような薬物を使用してもアレルギー反応は起きる可能性があること，またアレルギーの既往歴がなくとも突如としてアナフィラキシーが発症する可能性がある。常にアナフィラキシーショックが起きうることを念頭に置いて治療を行うという医者の心構えを確立することが必要であると思われる。そして，緊急処置に必要な器具・薬物の入った救急カートを必ず常備しておくことが重要である。この2つを踏まえていれば，アナフィラキシー発症後に適切な処置を行うことができ，死亡に至るまでのケースは格段に少なくなるものと思われる。

# 索引

## 和文

### あ
アトピー 12, 110
アドレナリン 92, 93, 135, 142, 143
　——自己注射器 8, 135, 137
　——抵抗性アナフィラキシー 76
　——抵抗性循環虚脱 101
　——投与 174
　——投与量 95
　——の筋注 94
アナフィラキシー 49, 168
　——ガイドライン 63
　——関連死 125
　——ショック 173, 174
　——の症状および所見 50
　——の病態 57
アミド型局所麻酔薬 29
アルコール過敏 35, 36
アレルギー性急性冠症候群 52, 59, 60, 104
アレルギー性接触性皮膚炎 9
アンジオテンシン変換酵素（ACE）阻害薬 39, 100

### い
イオン性造影剤 32
イオン性低浸透圧造影剤 31
I型ラテックスアレルギー 12
一酸化窒素 103
医療用手袋 14
咽頭浮腫 52

### う
運動誘発性アナフィラキシー 139

### え
エピペン® 22, 39, 135, 138, 140, 143, 144, 150

### お
オマリズマブ 22

### か
ガイドライン 83, 163
　——の治療 84
化学伝達物質 57, 70, 72
確定検査 117
確定診断 125
下肢挙上 83, 89
学校職員 150
学校対応マニュアル 147
ガドリニウム 32
カルボキシペプチダーゼ $A_3$ 75
鑑別 63
　——診断 66, 67, 74, 119, 123

### き
既往歴 79
気管支痙攣 54
危険因子 13
希釈濃度 126, 128
キニン 57
キマーゼ 75
局所麻酔薬 28
虚脱心臓 90
筋弛緩薬 25

### く
偶発的注射 144
グルカゴン 100
グルココルチコイド 98

### け
蛍光造影剤 23, 111
　——によるアナフィラキシー 23
血液学的検査 118
血管拡張 74
血管性浮腫 52, 92
血小板活性化因子 59, 93
ケモカイン 71

### こ
降圧薬 76
喉咽頭浮腫 109

好塩基球 118
　——介在性 125
　——活性化試験 131
抗がん薬 23
抗原 5
高親和性IgEレセプター FcεRI 71
抗生剤 170
抗生物質 22, 126, 174
　——によるアナフィラキシー 22
喉頭 52
抗ヒスタミン薬 91, 99
高齢者 53, 76
コーンスターチパウダー 15
呼吸器症状 52
昆虫 38
　——刺傷 39, 135, 138

### さ
最高裁の判断 168
細胞外液製剤 96

### し
思春期の子ども 76
持続的嘔吐 56
死亡原因 54
若年者 53
周術期 3, 77
重症型のアトピー 54
重症多形滲出性紅斑 156
重症度 121
　——評価 143
　——分類 63, 67, 78
循環器症状 52
循環血液量減少性－血液分布異常性ショック 58
症状・所見 52, 54
症状別治療法 86
小児 55, 137
　——アレルギー学会 150
　——のアナフィラキシー 54
静脈内麻酔薬 26
初期症状 49
初期治療手順 85
食道心エコー検査 97

食物 135
　——アナフィラキシー 138, 151
　——アレルギー 5, 7, 8, 54, 147
　——アレルギーの臨床分類 7
　——依存性運動誘発アナフィラキシー 8
ショック症状 53
初発症状・所見 50
徐脈 58, 79
心原性ショック 121
診断基準 61, 64, 65, 143, 156
心肺蘇生 90
心肺停止 164

### す
スチーブンス・ジョンソン症候群 156
　——と中毒性表皮壊死症の診断基準 160

### せ
性交時アナフィラキシー 37
生物学的製剤によるアナフィラキシー 22
脊髄二分症患者 12
全身性肥満細胞症 76
喘息 8, 140
　——の既往歴 54
前投薬 111

### そ
造影剤 30, 110, 111
　——による皮膚試験 34
　——の危険因子 31

### た
大腿部の前外側 140
代用血漿 96
多形滲出性紅斑 157
脱顆粒 57

### ち
遅延型反応 34, 155
遅延性ショック 98

中毒性表皮壊死症　156
治療原則　83
治療のフローチャート　83

**て**
定義　1
低酸素血症　97
適用　139
伝染性単核症　159

**と**
特発性アナフィラキシー　38, 139
ドパミン　94
トリプターゼ　74
　　──の感度　122
トロンボキサン　57

**に**
2歳以下の乳児　107
二相性アナフィラキシー　68, 97, 106
　　──の予測因子　70
二相性ショック　98
日本　4
　　──学校保健会　147
乳児のアナフィラキシーの症状　56
乳幼児　6, 67, 76, 138
　　──・小児　137
　　──でのアナフィラキシー　54
尿中メチルヒスタミン　74
妊娠　105

**の**
ノルアドレナリン　94

**は**
パウダー検査用手袋　14
パウダーフリー手袋　16, 17
パクリタキセル　23
バソプレシン　101, 103
ハチ毒　39
白血球ヒスタミン遊離試験　132
白血球分画像　118
反応の機序　117

**ひ**
非イオン性造影剤　32
非イオン性低浸透圧造影剤　31
ヒスタミン　57, 72, 74, 118
ヒト心臓肥満細胞　59
皮内テスト　126
皮内反応試験　130
皮膚試験　126
皮膚症状　52, 91
皮膚所見　49, 77
皮膚・粘膜所見　61, 110
皮膚パッチテスト　162
肥満細胞　119
　　──トリプターゼ　74
非免疫学的アナフィラキシー　2, 117
病態　71
　　──生理　57
標的臓器　50
頻度　2, 3, 4
頻脈　58

**ふ**
浮遊ラテックスアレルゲン　15
プラチナ製剤　24
プリックテスト　10, 126, 129
プロスタグランジン　57
プロトンポンプ阻害薬　76
プロポフォール　27

**へ**
ヘマトクリット　118

**ほ**
保育所　150
補体系　118
補体の活性化　33

**ま**
麻酔　109
　　──薬のアナフィラキシー　26
　　──薬の希釈濃度　127
末梢血管拡張　57

### め
迷走神経反射 49
メチルパラベン 29
メチルヒスタミン 74
メチレンブルー 103
免疫学的アナフィラキシー 2, 117

### も
毛細血管透過性亢進 57, 74
モノクローナル抗体 22

### や
薬物 139
　——アナフィラキシー 21
　——性過敏症症候群（DIHS） 155
　——によるアナフィラキシー 18
　——有害反応 18

### ゆ
有効循環血液量 57, 96
輸液治療 96

### よ
用語 2
養護教諭 150
陽性予測値 122
予防法 111

### ら
ラテックスアレルギー 9, 12
　——の診断 9
ラテックス・フルーツ症候群 13

### り
臨床症状・所見 49

### れ
レニン-アンギオテンシン系 75

### ろ
ロイコトリエン 57

## 欧　文

### A
ACE 抑制薬 75
American Heart Association 164

### B
$β_2$ アドレナリン作動薬 97
$β$ 遮断薬 100
$β$ 受容体数の減少 96
$β$ トリプターゼ 118, 119, 120, 121
$β$ ラクタム抗生物質 27

### D
DIC 54

### E
e-learning 152

### H
$H_1$ 遮断薬 99

### H
$H_2$ 遮断薬 99

### I
*in vitro* 125, 131
*in vivo* 125

### K
Kounis Ⅰ型 60
Kounis Ⅱ型 60
Kounis syndrome 104

### L
latex-safety 18

### P
PAF 71, 75

### R
Ring and Messmer 78

──重症度分類 63, 68

### S
SJS 159

### T
TEN 161
Th 2 サイトカイン 71
type A 18
type B 18
T 細胞 155

### W
World Allergy Organization 1, 63, 163

### アナフィラキシーショック：最善の予防・診断・治療
～すべての医療者・教職員に向けて～　　　　　＜検印省略＞

2016年5月1日　第1版第1刷発行

定価（本体4,800円＋税）

　　　　　　著　者　光　畑　裕　正
　　　　　　発行者　今　井　　　良
　　　　　　発行所　克誠堂出版株式会社
　　　　　〒113-0033　東京都文京区本郷3-23-5-202
　　　　　　電話（03）3811-0995　振替 00180-0-196804
　　　　　　URL　http://www.kokuseido.co.jp

ISBN978-4-7719-0462-0　C3047　¥4800E　　印刷　新協印刷株式会社
Printed in Japan ©Hiromasa MITSUHATA, 2016

・本書の複製権・翻訳権・上映権・譲渡権・公衆送信権（送信可能化権を含む）は克誠堂出版株式会社が保有します。

・本書を無断で複製する行為（複写，スキャン，デジタルデータ化など）は，「私的使用のための複製」など著作権法上の限られた例外を除き禁じられています。大学，病院，診療所，企業などにおいて，業務上使用する目的（診療，研究活動を含む）で上記の行為を行うことは，その使用範囲が内部的であっても，私的使用には該当せず，違法です。また私的使用に該当する場合であっても，代行業者等の第三者に依頼して上記の行為を行うことは違法となります。

・JCOPY　＜（社）出版者著作権管理機構　委託出版物＞
本書の無断複写は著作権法上での例外を除き禁じられています。複写される場合は，そのつど事前に（社）出版者著作権管理機構（電話 03-3513-6969, Fax 03-3513-6979, e-mail：info@jcopy.or.jp）の許諾を得てください。